ガイドラインにない
# リアル脳神経内科薬物療法
をガイドする

太田 浄文 編著
中津市民病院神経内科

石橋 哲 著
いしばし脳神経内科クリニック

株式会社 新興医学出版社

A Compass for Real World Management of
Neurological Diseases

Kiyobumi Ota
Satoru Ishibashi

©First edition, 2025 published by
SHINKOH IGAKU SHUPPAN CO., LTD., TOKYO.
Printed & bound in Japan

# 序　文

　本書は，ガイドラインにはない疾患のリアルな治療をガイドするシリーズの脳神経内科疾患版である。脳神経内科はどの科よりも扱う疾患の種類が多い。つまり希少疾患が多いのである。希少疾患は患者数の多い疾患と異なり質の高い RCT などを行うことが難しいのでガイドラインの作成も困難である。必然的にケースシリーズやシステマティックレビューなどを参考にして治療方針を決定することになる。それらについて担当医が毎回文献を調べているのでは時間がいくらあっても足りない。本書では無数にある脳神経内科医が扱う疾患の中でもまずは脳血管障害と免疫性疾患に絞って執筆を行った。ただし脳血管障害および免疫性疾患だけでも全体をカバーすると膨大な量になってしまう。そのため臨床医が実際に直面する現場で判断に迷うような疾患や病態に絞って執筆をした。読者らはガイドラインがない疾患に対して「なんとなく正しいだろう」の治療選択から「今ある知見の中ではベストだろう」の治療選択へ一歩進むことが可能になる。

　さらにすでに日本脳卒中学会や日本神経学会からガイドラインが作成されている疾患についても扱っている。脳卒中学会や神経学会から出されている診療ガイドラインはとても精緻な記載がなされていて，すでに十分な知識や経験がある脳神経内科医が熟読かつ通読すると素晴らしく理解が深まるが，精緻であるがゆえに慎重に記載している部分も多く，短時間に治療の概要を具体的に知るには難がある。本書ではすでにガイドラインが存在する疾患に関しても筆者達がガイドラインを精読したうえで実臨床に沿う形で治療について言及を行っている点が特徴である。

　つまり，本書はガイドラインのない脳神経内科疾患の治療については筆者らが読者の代わりに文献検索とまとめを行って指針を示し，読者の労力と時間を肩代わりしているものである。ガイドラインが存在する疾患についてはガイドラインを踏まえてガイドラインの記載をなるべく簡潔に述べつつ，最良の治療への道標を示すとともに臨床医の具体的な治療の実践をサポートするものである。

　本書が臨床神経学にかかわる脳神経内科医の診療の助けに少しでもなれば幸いである。

太田　浄文

# 目　次

## 第1章　脳血管障害

1　塞栓源不明の脳塞栓症（ESUS）………………………………… 5
2　虚血性心疾患および心房細動合併脳梗塞 …………………… 11
3　脳動脈解離 ……………………………………………………… 19
4　線維筋性形成異常症 …………………………………………… 32
5　可逆性脳血管攣縮症候群 ……………………………………… 38
6　原発性中枢神経限局性血管炎 ………………………………… 46
7　脳静脈血栓症 …………………………………………………… 51
8　脳小血管病 ……………………………………………………… 57

## 第2章　感染・炎症性疾患

9　髄膜炎 …………………………………………………………… 64
10　脳炎 ……………………………………………………………… 72
11　NMDA 受容体脳炎 …………………………………………… 75
12　LGI1 抗体脳炎 ………………………………………………… 86
13　CASPR2 抗体症候群 ………………………………………… 91
14　多発性硬化症（MS）…………………………………………… 98
15　視神経脊髄炎 ………………………………………………… 114
16　MOG 抗体関連疾患 ………………………………………… 126
17　神経 Sweet 病 ………………………………………………… 130
18　橋本脳症 ……………………………………………………… 136
19　神経サルコイドーシス ……………………………………… 140
20　特発性眼窩筋炎 ……………………………………………… 146
索引 ………………………………………………………………… 150

### ご注意

　本書に記載されている薬剤の処方に際しては，必ず添付文書をご参照のうえ，読者ご自身で十分な注意を払われますようお願いいたします。

　本書は作成時点で入手可能な最新の情報を基にまとめ，正確を期するよう，執筆者および出版社は最前の努力を払っています。しかし，今後のエビデンスの蓄積により，記載内容が変更となる可能性がございます。また，保険適用の有無についても今後変更される可能性がございます。

　実際の診療は個々の医師の裁量権に基づいて行われるべきものであり，本書を遵守しても過失責任を免れることはできません。また，本書の内容は医療訴訟の根拠となるものではございません。

# 1 塞栓源不明の脳塞栓症（ESUS）

## embolic stroke of undetermined source

### 治療のポイント

- ESUS の診断に必要なすべての検査は素早く行う。
- 再開通療法は主要3病型と同様に素早く行うが，血栓溶解療法が禁忌となる胸部大動脈解離が存在しないことを必ず確認する。
- ESUS と診断し治療したとしても，隠れた脳梗塞の原因の発見に努め最適な予防法の確立を目指す。

## 1 概説

　脳梗塞はラクナ梗塞，アテローム血栓性脳梗塞，心原性脳塞栓症が主要な3病型であり，病型により最適な治療法が異なる。そのため，脳梗塞治療においてもっとも重要なことは，脳梗塞の病型あるいは原因を明らかにすることである。

　一方で，脳梗塞の原因が不明である症例も主要3病型と同等に全脳梗塞中の20％程度存在し，潜因性脳梗塞と呼ばれる。潜因性脳梗塞は，診断の時点では脳梗塞の原因が明らかでないため，抗血栓療法の選択という脳梗塞治療のもっとも重要な判断をすることができなかった。また，どこまで原因を検索したうえで潜因性脳梗塞と診断するのか，その定義が明確に規定されていなかった。

この脳梗塞の主要3病型と同等の割合を占める潜因性脳梗塞に対する治療戦略を発展させるため，塞栓源不明の脳塞栓症（embolic stroke of undetermined source：ESUS）いう明確な診断基準を持った病型が定められた。本項では実臨床に即して ESUS の診断法，および治療法を解説する。

## 2 ガイドライン

脳卒中治療ガイドライン 2021 の記載を箇条書きにすると以下の通りである[1]。
- 抗血栓療法としてアスピリンを選択する。
- ダビガトラン，リバーロキサバンなどの直接作用型経口抗凝固薬（direct oral anticoagulant：DOAC）は推奨されない。
- 高血圧治療歴がない例，脳幹を含まない後方循環系脳梗塞にはワルファリンを考慮する。
- 大動脈粥腫病変がある場合にはアスピリンに代わってワルファリンの使用を考慮してもよい。
- 60 歳未満の卵円孔開存の関与が疑われる ESUS に対して，経皮的卵円孔開存閉鎖術を行うことは妥当であり，特に再発リスクの高い卵円孔開存を有する場合は，経皮的卵円孔開存閉鎖術が勧められる。

## 3 治療の実際

### 1. ESUS の診断

ESUS の診断基準は以下の通りであり[2]，通常の脳卒中診療で行われる検査でおおむね対応できる。
①画像上非ラクナ梗塞である（ラクナ梗塞：皮質下に存在する長径 1.5 cm 未満〔CT〕，2.0 cm 未満〔DWI〕のもの）
②虚血領域の頭蓋内外動脈が開存（50%以上）している
③高リスクの心内塞栓源がない 注
④他の特殊な脳卒中の原因がない（動脈炎, 動脈解離, 片頭痛/血管攣縮, 薬剤）

**注** 高リスクの心内塞栓源：心房細動，持続性心房粗動，心臓内血栓，人工心臓弁，心房粘液腫や心臓内腫瘍，僧帽弁狭窄症，発症 4 週間以内の心筋梗塞，左室駆出率低下（30%以下），弁疣贅や感染性心内膜炎

脳梗塞診断に必須の頭部 MRI，頭蓋内磁気共鳴血管撮影（magnetic reso-

nance angiography：MRA）に加えて，頭蓋外の頸動脈を超音波検査，CT ア
ンギオグラフィー，MRA のいずれかで素早く評価を行い，頭蓋外血管の動脈
解離やアテローム病変がないことを確認する。引き続き，経胸壁心エコー，
心電図および 24 時間以上の心臓モニターを用いて，高リスクの心内塞栓源
を検索する。以上の検査で，脳梗塞の原因が判明しない場合に，ESUS と診断
する。左室駆出率低下（30％以下）は心内塞栓源となり得ることに留意する
必要がある。

　一方で，最適な治療法選択のためには ESUS の診断を極力避ける姿勢は重
要である。

　主幹動脈の 50％以上の狭窄病変を認めない場合であっても，レンズ核線
条体動脈や橋傍正中動脈領域に，長径 2 cm を超える病変を認めた場合には
branch atheromatous disease（BAD）を強く疑う[3]。その他，悪性腫瘍関連
血栓症，膠原病，脳血管攣縮の薬剤や背景疾患の有無，リン脂質抗体症候群
など，特殊な原因の有無を，詳細な問診や凝固線溶系を含めた血液検査から
発症早期から疑いを持ち，ESUS の診断基準「④他の特殊な脳卒中の原因がな
い」に関して，十分に精査する姿勢は非常に重要である[4]。

## 2. ESUS の背景疾患

　取り急ぎ ESUS と診断されたとしても，引き続き隠れた原因が存在しない
か，入院診療，外来診療ともに継続的な確認が必要である。例えば，実際に
は発作性心房細動による脳梗塞であるものの発作性心房細動が見つけられず
ESUS と診断された症例は多い[2,5]。脳卒中治療ガイドライン 2021 では ESUS
に対してアスピリンの投与が推奨されているが[1]，発作性心房細動による脳
梗塞（心原性脳塞栓症）はアスピリンによる予防効果がないことがわかって
いる[6]。ESUS と診断したが故に，不利益を被ってしまう ESUS 症例を減らす
姿勢が重要である。

　特に，ESUS 症例では，後に表 1 のような背景疾患が見つかることが多い
ことから[2,5]，持続心電計による発作性心房細動の確認，経食道心エコーによ
る卵円孔開存や右左シャントの有無，悪性腫瘍や血液疾患の検索などを定期
的に行う必要がある。

## 3. ESUS の治療法

### ●超急性期治療

　主要 3 病型の脳梗塞と同様に，発症から 4.5 時間以内であれば血栓溶解療
法を考慮する。加えて，主幹動脈の閉塞が見られる場合には血栓回収療法を
行う。ただし，心房細動やアテローム病変など主要な原因がない病型であり，

表 1　ESUS の主要な原因

心房心筋症

発作性心房細動，上室性頻拍，左房径の拡大（女性 38 mm 以上，男性 40 mm 以上），心房性期外収縮（24 時間で 720 回以上）

動脈原性塞栓

大動脈弓部粥腫，脳動脈非狭窄性粥腫や潰瘍

奇異性塞栓症

卵円孔開存，心房中隔欠損，肺動静脈奇形

悪性腫瘍関連

悪性腫瘍に合併する凝固能亢進状態，潜在性非細菌性血栓性心内膜炎，腫瘍塞栓

低リスクの心内塞栓源

僧帽弁
　　逸脱を伴った粘液腫性弁膜症，僧帽弁輪石灰化
非心房細動性心房性不整脈と鬱滞
　　心房性無収縮と洞不全症候群，心房性頻拍のエピソード，左心耳の血流低下を
　　伴った鬱滞
左室
　　中等度収縮期・拡張期機能異常，左室緻密化障害，心内膜線維化
大動脈弁
　　大動脈弁狭窄，石灰化大動脈弁
心房構造異常
　　心房中隔瘤，キアリネットワーク

(Hart RG, et al.：Embolic strokes of undetermined source：the case for a new clinical construct. Lancet Neurol 13（4）：429-438, 2014[2])，Ntaios G, et al.：Potential Embolic Sources and Outcomes in Embolic Stroke of Undetermined Source in the NAVIGATE-ESUS Trial. Stroke 51：1797-1804, 2020[5])を改変して引用)

特に血栓溶解療法が禁忌となる胸部大動脈解離が脳梗塞の原因になっていないか，常に念頭に置く必要がある。

● 急性期治療

　超急性期治療後，あるいは超急性期治療の適応がない症例に関しては，抗血小板薬（アスピリン 200 mg/日を 7 日間，その後，アスピリン 100 mg/日）の投与を行う。BAD や National Institutes of Health Stroke Scale（NIHSS）4 点以下の軽症例の場合には，抗血小板療法 2 剤併用療法（dual anti-platelet therapy：DAPT）（アスピリンとクロピドグレル）を考慮する。

その他，脳卒中治療ガイドライン2021に従い，腎機能が保たれていればエダラボン投与，血糖/血圧などの全身管理を行うことは，他の脳梗塞病型の治療と同様である。

慢性期治療への移行にあたり，発作性心房細動の有無，特に左心房径拡大のある症例（女性38 mm以上，男性40 mm以上）[7]，brain natriuretic peptide（BNP）が高値である症例[7]，上室性期外収縮を認める症例[8]，皮質を含む梗塞病変や後大脳動脈領域の梗塞症例[9]では，発作性心房細動が検出されることが多く，病棟心電図モニターやホルター心電図で注意深く確認する。

さらに，経食道心エコーで卵円孔開存の有無，大動脈粥腫病変の有無を確認する。経食道心エコーを行うことができない場合は，造影CTにて大動脈粥腫を評価する。その他，悪性腫瘍や膠原病，血液疾患，凝固異常症（リン脂質抗体症候群やプロテインC，S欠損症など）の検索も行う。

● 慢性期治療

脳卒中治療ガイドライン2021に準じて，アスピリン100 mg/日にて再発予防を行う。その他，脳梗塞再発の危険因子（高血圧，脂質異常症，糖尿病など）の治療を強化する。

高血圧治療歴がない例，脳幹を含まない後方循環系脳梗塞にはワルファリンを考慮する。

経過中は，植込型ループレコーダーや経食道心エコーによる塞栓源の検索，定期的な診察や血液検査により脳梗塞の原因を見つける。

心房細動が検出された場合には，アスピリンを中止し，DOACやワルファリンなどの抗凝固療法へ変更する。

卵円孔開存が見られ，60歳以下，心房中隔瘤合併，シャント量が多い症例は，経皮的卵円孔開存閉鎖術を行う。

# 4 患者や家族に対する説明

脳梗塞の発症は，高血圧，不整脈や動脈硬化，過凝固状態などが原因となる。その原因を特定し，最適な治療を選択することが重要である。特に脳梗塞は再発が非常に多い疾患であることから，もっとも再発予防効果の高い抗血栓薬を選択する必要がある。

本項は，通常の検査では原因が見つかっていない脳梗塞，ESUSという病型になり，ガイドラインに準じてアスピリン内服による再発予防を行う。しかしながら，ESUSの原因となる病態は様々であり，アスピリン内服による再発予防効果は高くないことが知られている。

ESUSでは，アスピリンによる再発予防効果が見られる大動脈弓部粥腫が

原因となっている場合もあれば，発作性心房細動による心原性脳塞栓症のようにアスピリンでは再発予防ができない病態が原因であったことが後に判明することもある。その場合には，抗血栓薬であるアスピリンを，より病態に適した抗血栓薬に変更する必要がある。

　今後も継続して，血液検査，心電図や超音波検査などにより脳梗塞の原因を検索し，最適な治療を見つけていく必要がある。

## Reference

1) 日本脳卒中学会　脳卒中ガイドライン委員会：脳卒中治療ガイドライン 2021．協和企画，東京，pp107-108，2021

2) Hart RG, Diener HC, Coutts SB, et al.：Embolic strokes of undetermined source：the case for a new clinical construct. Lancet Neurol **13**（4）：429-438, 2014

3) Caplan LR：Intracranial branch atheromatous disease：a neglected, under-studied, and underused concept. Neurology **39**（9）：1246-1250, 1989

4) Adams HP Jr, Bendixen BH, Kappelle LJ, et al.：Classification of subtype of acute ischemic stroke. Definitions for use in a multicenter clinical trial. TOAST. Trial of Org 10172 in Acute Stroke Treatment. Stroke **24**（1）：35-41, 1993

5) Ntaios G, Pearce LA, Veltkamp R, et al.：Potential Embolic Sources and Outcomes in Embolic Stroke of Undetermined Source in the NAVIGATE-ESUS Trial. Stroke **51**：1797-1804, 2020

6) Sato H, Ishikawa K, Kitabatake A, et al.：Low-dose aspirin for prevention of stroke in low-risk patients with atrial fibrillation：Japan Atrial Fibrillation Stroke Trial. Stroke **37**（2）：447-451, 2006

7) Yoshioka K, Watanabe K, Zeniya S, et al.：A Score for Predicting Paroxysmal Atrial Fibrillation in Acute Stroke Patients：iPAB Score. J Stroke Cerebrovasc Dis **24**（10）：2263-2269, 2015

8) Larsen BS, Kumarathurai P, Falkenberg J, et al.：Excessive Atrial Ectopy and Short Atrial Runs Increase the Risk of Stroke Beyond Incident Atrial Fibrillation. J Am Coll Cardiol **66**：232-241, 2015

9) Makimoto H, Kurt M, Gliem M, et al.：High Incidence of Atrial Fibrillation After Embolic Stroke of Undetermined Source in Posterior Cerebral Artery Territory. J Am Heart Assoc **6**（12）：e007448, 2017

（石橋　哲）

# 2 虚血性心疾患および心房細動合併脳梗塞

## ischemic stroke with coronary artery disease and atrial fibrillation

### 治療のポイント

- 虚血性心疾患既往のある心房細動患者の脳梗塞では，通常の脳梗塞と同様に病型分類を行う。
- 虚血性心疾患既往のある心房細動患者の脳梗塞では，虚血合併症，出血合併症，双方のリスクが非常に高い状態である。
- 特に出血合併症リスクの高い症例では，長期間にわたる複数の抗血栓薬の使用を避けた治療手段を考える。
- 虚血性心疾患あるいは心房細動に対して，すでに抗血栓療法が行われている中で脳梗塞を発症している状態であり，心房細動に対するカテーテルアブレーション，経皮的左心耳閉鎖術など抗血栓療法以外の治療法の導入も積極的に考慮する。

## 1 概説

虚血性心疾患では，心房細動併発や低心機能（EF＜30％），全身性動脈硬化性疾患（polyvascular disease）としての冠動脈に加えて脳および頸動脈の動脈硬化の存在，高血圧などの心血管系危険因子の保有などにより，心原性脳塞栓症，アテローム血栓性脳梗塞，ラクナ梗塞のすべての発症リスクが増すことが判明している[1]。一方で，虚血性心疾患を合併した脳梗塞では，複

数の抗血栓薬使用による脳出血のリスクが，虚血性心疾患非合併脳梗塞よりも格段に高いことも知られている[2]。また，最近の脳出血におけるメタ解析ではアジア人は白人に比べ，約2倍頭蓋内出血が多いと報告されている[3]。

心房細動や心原性脳塞栓症に対する抗凝固療法，虚血性心疾患やラクナ梗塞およびアテローム血栓性脳梗塞に対する抗血小板療法の2次予防効果は明確でありガイドラインで推奨されている[4]。これらの推奨されたすべての抗血栓療法を単純に足し算して長期間使用すると，出血合併症のリスクが増加し予防効果のメリットを打ち消してしまう。

循環器領域では，心房細動合併安定冠動脈疾患症例の抗血栓療法の効果を検討した Atrial Fibrillation and Ischemic events with Rivaroxaban in Patients with Stable Coronary Artery Disease（AFIRE）研究において，安定冠動脈疾患症例では従来必須と考えられていた抗血小板薬・抗凝固薬併用療法と比較して，抗凝固薬単剤でも十分な血栓イベント抑制効果が得られ，さらに出血合併症が少ないことが報告された[5]。そのため，心房細動症例が虚血性心疾患を発症した場合，ステント治療が行われた冠動脈が安定する1年後以降は，抗凝固薬単剤による2次予防がガイドラインで推奨され，出血合併症を低減する指針が発表されている[6]。

脳梗塞領域では，アテローム血栓性脳梗塞を合併した心房細動症例に対して抗凝固薬単剤での2次予防効果の有無は判明していないが，進行中の臨床研究の結果が待たれる（ATIS-NVAF 研究）。

## 2 ガイドライン

脳卒中治療ガイドライン 2021 には，虚血性心疾患既往のある心房細動患者の脳梗塞再発予防に関する指針はない[4]。

一方で，虚血性心疾患合併心房細動の経皮的冠動脈インターベンション（PCI）施行後の抗血栓療法に関しては，2020年改訂版 不整脈薬物治療ガイドラインの記載を箇条書きにすると，以下の通りである[6]（**図1**）。

・経口抗凝固薬（direct oral anticoagulant：DOAC）を投与された心房細動患者で PCI を施行する際は，アスピリンと P2Y$_{12}$ 受容体拮抗薬による抗血小板薬2剤併用療法（dual anti-platelet therapy：DAPT）を開始し，周術期は3剤併用療法とする。

・PCI 後，血栓リスクと出血リスクのバランスを評価したうえで，標準治療は周術期（術後2週間）以降アスピリンを中止し，P2Y$_{12}$ 受容体拮抗薬との2剤併用療法とする。

・1年以上経過した場合は DOAC 単剤を標準治療とする。

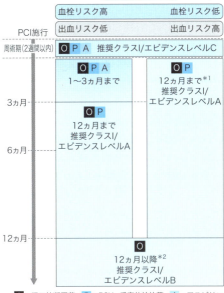

図1 虚血性心疾患合併心房細動に対する抗血栓療法の推奨期間
(日本循環器学会/日本不整脈心電学会．2020年改訂版　不整脈薬物治療ガイドライン．https://www.j-circ.or.jp/cms/wp-content/uploads/2020/01/JCS2020_Ono.pdf．2024年9月閲覧)

## 3 診断

　発見の契機は脳ドックなどにより偶発的に脳梗塞が発見される場合，また，突然の筋力低下や感覚障害など急性期脳梗塞として発症する場合など様々であるが，診断は脳MRIや脳CTにより容易である。加えて，虚血性心疾患や心房細動を含めた心疾患の病態や，内服薬の確認をしっかり行う。
　脳梗塞が検出された場合には，原因となる心疾患が存在するからといって，心原性脳塞栓症と容易に判断することなく，通常の脳梗塞と同様に脳梗塞の病型分類をしっかり行う。つまり，脳MRI，磁気共鳴血管撮影(magnetic

resonance angiography：MRA），頸動脈超音波検査，心臓超音波検査，血液検査により，Trials of Org 10172 in Acute Stroke Treatment（TOAST）分類に従い，最適な2次予防に向けて病型を確定させる。

抗血小板薬による2次予防が推奨されているアテローム血栓性脳梗塞あるいはラクナ梗塞であるのか，抗凝固薬による2次予防が推奨されている心原性脳塞栓症であるのか，塞栓源不明の脳塞栓症（ESUS）（別項参照），動脈解離（別項参照），悪性腫瘍に伴う凝固異常症などその他の原因であるのか病型分類を行い，2次予防戦略を立てる。

脳梗塞急性期にMRAや血管造影検査で主幹動脈の高度狭窄あるいは閉塞が見られた際には，アテローム血栓性脳梗塞あるいは心原性脳塞栓症であるかを，初回のMRAで区別することが難しい場合がある。その場合，再開通療法（血栓溶解療法もしくは機械的血栓回収療法）後あるいは自然再開通後に50％以上の狭窄所見（アテローム血栓性脳梗塞）が残存するか，再開通後の所見には狭窄病変がないのか（心原性脳塞栓症）を確認する必要がある。

## 4 2次予防戦略

虚血性心疾患既往のある心房細動患者の脳梗塞再発予防に関するガイドラインでの治療指針は今のところないが，以下の点に注意して2次予防戦略を立てる。

虚血性心疾患では，すべての病型の脳梗塞発症リスクが増加する[1]。一方で，抗血栓薬使用による出血合併症が，虚血性心疾患非合併脳梗塞と比較して増加する[2]。特に日本人の脳梗塞では頭蓋内出血発症リスクが高い[3]。そのためHAS-BLEDスコア[7]や日本版高出血リスク（high bleeding risk：HBR）評価基準[6]により，出血合併症リスクを評価する。

脳梗塞に対して，複数の抗血栓薬を3ヵ月以上併用すると，出血リスクが高くなり，2次予防効果を打ち消してしまう[8]。

心房細動による血栓合併症予防には抗血小板薬の効果はなく，脳梗塞を発症した心房細動症例では，いずれの脳梗塞病型であっても禁忌がない限り抗凝固療法が必要である。

非心原性脳塞栓症の2次予防には抗血小板薬単剤が推奨されており，アスピリン，クロピドグレル，プラスグレル，シロスタゾールから1剤を選択する[4]。

心原性脳塞栓症の2次予防には抗凝固療法が推奨されており，直接トロンビン阻害薬であるダビガトラン，第Xa因子阻害薬である，リバーロキサバン，エドキサバン，アピキサバンおよびビタミンK阻害薬であるワルファリ

ンが使用可能である[5]。DOAC を使用可能な心房細動患者では，ワルファリンよりも DOAC を選択する[5]。

## 5 治療

### 1. 超急性期治療

通常の脳梗塞同様に，発症から 4.5 時間以内であれば遺伝子組み換え組織型プラスミノーゲン・アクティベータ（recombinant tissue-type plasminogen activator：rt-PA）による経静脈的血栓溶解療法を考慮する。加えて，主幹動脈の閉塞が見られる場合には機械的血栓回収療法を行う。

一方で，もともと抗凝固療法を行っていることがほとんどであり，rt-PA による経静脈的血栓溶解療法は，プロトロンビン時間の国際標準比（PT-INR）が 1.7 以上，活性化部分トロンボプラスチン時間（activated partial thromboplastin time：aPTT）が前値の 1.5 倍以上，DOAC の最終服用後 4 時間以内などでは，投与することができない[9]。その場合には，速やかに機械的血栓回収療法を選択する。

### 2. 急性期治療

すでに抗血栓療法を行われている場合の，脳梗塞急性期治療の明確な治療指針は作成されていない。血圧，体温，血糖管理，心房細動に対する脈拍コントロールは脳卒中治療ガイドライン[4]に従うが，心機能が低下している症例に通常の脳梗塞同様の高血圧を許容すると心不全を発症するため，心臓超音波検査での心機能評価，および心拡大の有無をこまめに評価し，循環器内科との協議のうえ，許容可能な輸液量や目標血圧を決定する。

非心原性脳梗塞の場合，軽症脳卒中に対しては脳卒中治療ガイドラインでアスピリン単剤あるいは，アスピリンおよびクロピドグレル 2 剤併用療法が推奨されている。アスピリンおよびクロピドグレル 2 剤併用療法に関しては，抗凝固療法中の症例への効果は確認されていないため避けるべきである。心房細動に対して抗凝固療法，あるいは，抗血小板薬（P2Y$_{12}$ 受容体拮抗薬）および抗凝固療法の 2 剤併用が行われているなかで，アスピリンを追加することは出血合併症のリスクを高める。しかしながら，短期間の急性期治療の目的で，ガイドラインに従ったアスピリン 160〜300 mg/日の短期間（1〜3 週間程度）の追加投与は可能と考える。

心原性脳塞栓症の場合，梗塞サイズが大きい場合には，出血性脳梗塞の拡大を防ぐために短期間抗凝固療法を中止し，抗浮腫療法を行い，それでも脳浮腫が強くなった場合には開頭外減圧療法を考慮する。梗塞サイズが小さ

く，梗塞内出血が症候性でない場合には，抗凝固療法の継続は可能と考える。

## 3. 慢性期治療
### ● 非心原性脳梗塞

　理想的な抗血栓療法が行えないことも多いが，その場合抗血栓療法以外の脳梗塞危険因子の治療を再度徹底する。ラクナ梗塞の予防，あるいは出血合併症の予防のため 120/80 mmHg 未満を目標とした降圧療法の強化[10]，LDLコレステロール 70 mg/dL 未満を目標とした脂質管理，血糖管理などが重要である[4]。

　心房細動に対する抗凝固療法が行われている症例に対して，慢性期にも抗血小板薬を併用することが出血合併症を増加させずにより高い脳梗塞予防効果を得られるのかは不明であり，個々の症例の特に HAS–BLED スコアなどを加味して考える必要がある。ラクナ梗塞に関しては，血圧コントロールに重点を置き，抗凝固療法のみで慎重に経過を追う。臨床的あるいは画像的な再発が見られる場合には，抗血小板薬併用もやむを得ないが，出血リスクのもっとも少ないシロスタゾールを選択する。その際には，頻脈による心負荷に注意を要する。

　アテローム血栓性脳梗塞の場合，発症早期症例，狭窄病変が高度の場合，頸動脈ステント留置後には，抗血小板薬を併用せざるを得ないと考える。心房細動に対する抗凝固療法はワルファリンよりも頭蓋内出血のリスクが低いDOAC を選択し，低容量の処方を優先する。一方で，狭窄病変が軽度の場合，あるいは，発症後しばらく経過した場合で側副血行路の発達も見込まれるため，特に出血リスクの高い症例においては，通常容量 DOAC 単剤での 2 次予防が出血リスク最小化のために有効な可能性が高いと考える。

　頸動脈の高度狭窄例に対しては，ステント療法や内膜剥離術を考慮することは通常の非心原性脳梗塞と同様であるが，その際の抗血小板薬，抗凝固薬の使用に関して血管内治療担当医，循環器内科医を含めてしっかり協議する必要がある。

### ● 心原性脳塞栓症発症

　脳梗塞発症時に心房細動が検出され，心原性脳塞栓症と診断された場合には DOAC 単剤による 2 次予防を行う。脳梗塞発症前にすでに心房細動に対して DOAC が導入されている場合には，明確なエビデンスはないが DOAC 変更を考慮してもよいと考えられる。例えば脳梗塞発症前に第 Xa 因子阻害薬を使用していた場合には，直接トロンビン阻害薬であるダビガトランに切り替える。また，心房細動に対するカテーテルアブレーション，経皮的左心耳閉鎖術を考慮する。

## 2 虚血性心疾患および心房細動合併脳梗塞

### 6 患者や家族に対する説明

　虚血性心疾患および心房細動は，再発予防や脳梗塞などの合併症予防のため生活習慣病の管理や脈拍コントロール，抗血栓療法が必要な状態である。今回は，これらの治療を行っていたにもかかわらず，脳梗塞を発症してしまった。つまり血栓性合併症の危険性が非常に高い状態である。脳梗塞や虚血性心疾患，心房細動はそれぞれ最適な抗血栓薬が異なる。そのため，2〜3種類の抗血栓薬を使用し，血栓性合併症を防ぐ必要があると考えられるが，2種類以上の抗血栓薬を用いると，逆に出血合併症が増えることが知られている。さらに，脳梗塞や虚血性心疾患を持っていると血栓性のみならず，出血合併症の危険性が非常に高まることが知られている。

　つまり，この血栓性，出血合併症という，相反する病態のバランスを見ながら，抗血栓薬を使用しなければならず非常に難しい病状である。このような状態の最適な治療法に関してはガイドラインでも明記されておらず，それぞれの症例の血栓性，出血性リスクを判断しテーラーメイドで，今後の脳梗塞予防，出血合併症の予防を行わなければならない。

#### Reference

1) Frerich S, Malik R, Georgakis MK, et al. : Cardiac Risk Factors for Stroke : A Comprehensive Mendelian Randomization Study. Stroke, **53** : e130-e135, 2022

2) Bellettini E and De Luca L : Antithrombotic Therapy in Patients with Coronary Artery Disease and Prior Stroke. J Clin Med, **10** : 1923, 2021

3) van Asch CJ, Luitse MJ, Rinkel GJ, et al. : Incidence, case fatality, and functional outcome of intracerebral haemorrhage over time, according to age, sex, and ethnic origin : a systematic review and meta-analysis. Lancet Neurol, **9** : 167-176, 2010

4) 日本脳卒中学会 脳卒中ガイドライン委員会：脳卒中治療ガイドライン 2021. 協和企画，東京，2021

5) Yasuda S, Kaikita K, Akao M, et al. : Antithrombotic Therapy for Atrial Fibrillation with Stable Coronary Disease. N Engl J Med, **381** : 1103-1113, 2019

6) 日本循環器学会/日本不整脈心電学会：2020 年改訂版　不整脈薬物治療ガイドライン．ライフサイエンス出版，東京，2020

7) Pisters R, Lane DA, Nieuwlaat R, et al. : A novel user-friendly score (HAS-BLED) to assess 1-year risk of major bleeding in patients with atrial fibrillation : the Euro Heart Survey. Chest, **138** : 1093-1100, 2010

8) Bhatia K, Ladd LM, Carr KH, et al. : Contemporary Antiplatelet and Anticoagulant Therapies for Secondary Stroke Prevention : A Narrative Review of Current Literature and Guidelines. Curr Neurol Neurosci Rep,

**23**：235-262, 2023

9）日本脳卒中学会 脳卒中医療向上・社会保険委員会 静注血栓溶解療法指針改訂部会：静注血栓溶解（rt-PA）療法 適正治療指針 第三版. 2019

10）Kitagawa K, Yamamoto Y, Arima H, et al.：Effect of Standard vs Intensive Blood Pressure Control on the Risk of Recurrent Stroke：A Randomized Clinical Trial and Meta-analysis. JAMA Neurol, **76**：1309-1318, 2019

（石橋　哲）

# 3 脳動脈解離

## arterial dissection

### 治療のポイント

- 詳細な病歴聴取と身体診察，検査を行い動脈解離の原因の特定を行う。
- 胸部大動脈解離が原因の脳動脈解離の場合には血栓溶解療法は禁忌である。
- 虚血発症の場合には頭蓋内・外問わず基本的な治療は抗血小板薬投与で，抗凝固薬は抗血小板薬と同等の効果である。
- 虚血発症の急性期には解離の形状変化が起きやすく，頭蓋内動脈解離では瘤形成した場合にはくも膜下出血の危険性があり抗血栓療法の是非は症例ごとに慎重に検討する。
- 頭蓋内動脈解離では出血発症もありうる。くも膜下出血や脳出血で発症した場合は解離の性状や患者の血管の性状などからカテーテル治療と直達手術，保存的治療を症例ごとに決定する。

## 1 総論

　動脈解離は若年者であっても発症する可能性が十分あり，動脈瘤形成と外膜破綻によるくも膜下出血や，偽腔内血栓や真腔狭窄による一過性脳虚血発作，脳梗塞を続発する。出血発症か虚血発症か，解離動脈が大動脈か頭蓋内か外か，前方循環か後方循環かに分けてそれぞれ治療法に関して戦略を決め

ることになる。また動脈解離を起こす原因の多くは外的要因であるが一部は血管の脆弱性を伴う疾患の存在が背景となっていることもあり，治療と同時に原因検索も行う必要がある。欧米では頭蓋外の内頸動脈に多いのに対して，わが国では頭蓋内の椎骨動脈に多いというのも特徴である。

## 2 ガイドライン

脳卒中治療ガイドライン 2021 の記載を箇条書きにすると以下の通りである[1]。
- 大動脈解離を合併する場合には血栓溶解療法は行わない。
- 虚血発症の頭蓋外動脈解離には血栓溶解療法を考慮してもよい。
- 虚血発症の頭蓋外動脈解離では急性期の抗血栓療法を考慮する。抗血小板薬と抗凝固薬の有効性に差はない。
- 虚血発症の頭蓋内動脈解離には血栓溶解療法を考慮してもよいが，十分な科学的根拠はないため症例を慎重に選択する。
- 虚血発症の頭蓋内動脈解離では急性期に抗血小板療法を考慮する。ただし解離部に瘤形成を認める場合には抗血栓療法は行わない。
- 抗血栓療法の継続は 3～6 ヵ月で画像所見の経時的な変化を参考にする。
- 無症候性の動脈解離には血管内治療は行わない。
- 虚血発症の頭蓋外動脈解離で内科的治療に抵抗性の場合には，血管内治療を考慮する。
- くも膜下出血発症の椎骨動脈解離で急性期に血管内治療を行うことは妥当である。

## 3 動脈解離の原因

動脈解離と診断した場合には詳細に病歴を聴取して，まずは軽微なものも含めて外傷が契機になっていないかを確認し，その後に特殊な基礎疾患がないかどうかを確認していく。**表 1** に動脈解離の原因を記載した[2～23]。

極めて稀な疾患，病態も記載しているが，外傷が契機となっていない場合には線維筋性形成異常症，血管型エーラス・ダンロス症候群，マルファン症候群，多発性嚢胞腎，骨形成不全症など，動脈の脆弱性から動脈カテーテル検査や治療を極力避けるべき疾患の可能性があるため，特徴的な臨床兆候の有無の確認，全身血管あるいは全身臓器の検査を速やかに進める[3]。

20

3 脳動脈解離

表 1　動脈解離の原因と基礎疾患

交通事故，スポーツ，格闘技などの強い外傷
整体，ゴルフの首の動き，咳，くしゃみ，美容室の洗髪時の後屈，ヨガなどの軽微な外傷
線維筋性形成異常症
エーラス・ダンロス症候群
マルファン症候群
多発性嚢胞腎
骨形成不全
$\alpha_1$ アンチトリプシン欠損症
Bow hunter's 症候群
頸椎横突起孔狭窄
Eagle 症候群
コカイン中毒
アンフェタミン乱用
カフェイン過剰摂取
抗リン脂質抗体症候群
高安病
巨細胞性血管炎
好酸球性肉芽腫性血管炎
特発性血小板減少症
水痘帯状疱疹ウイルス感染
神経梅毒
HIV 感染症
ターナー症候群
ロイス・ディーツ症候群
クリッペル・ファイル症候群
Rubinstein-Taybi 症候群
モヤモヤ病
頸部放射線照射

## 4　胸部大動脈解離による脳梗塞

　胸部大動脈解離は血栓溶解療法を行う際には確実に除外しておかねばならない。胸部大動脈解離による脳梗塞に対して遺伝子組み換え組織型プラスミノーゲン・アクティベータ(recombinant tissue-type plasminogen activator：rt-PA）を投与して死亡する例が複数報告されており rt-PA 投与は禁忌である。また胸部大動脈解離では重篤な脳梗塞を引き起こすことが多く，その場合は手術適応外になることがほとんどであり致命的な状態である。症例報告ではあるが脳梗塞により手術適応外と判断された胸部大動脈解離症例に対して頸動脈ステントを留置し，脳梗塞改善後に胸部大動脈置換術を施行しえた報告もある[24,25]。致死的な状態であり一縷の望みを託して，腕頭動脈に解離

が及んでいない症例などアプローチルートが確保できる場合には，ステント留置を行うという方法も検討してよいと思われる。ただし大動脈解離がある状態では真腔にカテーテルを通すことの困難さやカテーテル操作中のヘパリン使用，胸部大動脈解離進展による動脈破裂のリスクなど非常に厳しい状況があり，施行できるのはごく一部の熟練した血管内治療医のいる施設に限られるだろう。

## 5 頭蓋外の総頸・内頸動脈解離

### 1. 概説

　頭蓋外頸動脈解離はわが国では稀で特発性頸動脈解離の2.4％程度である[26]。頭蓋外頸動脈解離は頭蓋外なのでくも膜下出血を起こすことはなく，基本的には虚血発症である。ほかには頭痛，頸部痛，拍動性の耳鳴り，眼交感神経麻痺（ホルネル徴候）や脳神経麻痺がある。脳神経麻痺は舌下神経，舌咽・迷走神経，副神経，三叉神経の順に多く，稀に動眼神経，滑車神経，外転神経，顔面神経が障害されることもある[27]。虚血症状は解離による血管狭窄，解離部からの動脈原性塞栓（artery to artery embolism）の機序により発症する。そのため，抗血小板薬または抗凝固薬が使用される。TREAT–CAD試験[28]，Cervical Artery Dissection in Stroke Study（CADISS）試験[29]では抗血小板療法と抗凝固療法（ヘパリン，ワルファリン）を比較して脳卒中発症予防効果は同等であった。

### 2. 内科的治療

　発症から4.5時間以内であれば血栓溶解療法を検討する。特に動脈原性塞栓症のような解離より遠位部血管閉塞の場合には積極的に行うことを検討すべきと思われる。ただし血栓溶解療法の有無で予後は変わらないという報告もあることは留意すべきである[30,31]。

　抗血栓療法は血栓形成予防および再発予防目的に施行すべきである。抗凝固療法と抗血小板療法では効果に差がないためどちらでもよい。抗血小板療法では明確な薬剤の決まりはないがCADISS試験[29]ではアスピリン単独，クロピドグレル単独，アスピリンとクロピドグレル併用，アスピリンとジピリダモール併用，TREAT–CAD試験[28]ではアスピリン300 mgが使用された。抗凝固薬は両試験ともヘパリン，ワルファリンが使用されていた。直接作用型経口抗凝固薬（direct oral anticoagulant：DOAC）に関しては観察研究からはワルファリンと同等の効果があることが示されている[32,33]。以上からワルファリンの調整の煩雑さ，DOACの容量調節を考慮すると抗血小板療法が選

3 脳動脈解離

択されることが多い。

　抗血栓療法はわが国のガイドラインでは3～6ヵ月の継続が推奨されており3ヵ月後，6ヵ月後の画像所見をもとに検討するとされていて，画像所見で完全に正常化していれば中止，狭窄が残存していれば継続とされている[1]。閉塞している場合に関しては記載されていない。筆者の私見にはなるが，完全閉塞していて側副血行路が十分ならば治療終了，完全閉塞していて側副血行路が乏しければ血行力学的虚血の予防目的に治療継続とするのがよいと思われる。

### 3. 外科的治療

　基本的に抗血栓療法のみで治療することが多く外科的治療を行うことは少ないが，外科的治療を行うとすると急性期の血栓回収およびステント留置などの血管内治療が必要になる場合がある。以下のような場合には血管内治療が検討される。

- 解離部からの動脈原性塞栓が解離部より遠位の内頸動脈閉塞や中大脳動脈M1閉塞を起こしている場合には，血栓溶解療法に引き続いて血栓回収療法を行う。その際に解離部へのステント留置を同時に行うかどうかは血管内治療チームの判断によるが，頸動脈ステント留置術（carotid artery stenting：CAS）の併用は予後を改善しないとする報告[34]もあるため必須ではない。
- 解離部の真腔閉塞が起きている場合には，虚血による症状が強ければ緊急的処置として解離部の血栓吸引やステント留置も検討される。
- 抗血栓療法を行っていても解離部からの動脈原性塞栓が繰り返される場合や，狭窄による血行力学的虚血が徐々に進行してくる場合には，解離部へのステント留置が検討される。
- ステント留置を行った場合には，通常抗血小板2剤併用療法（dual anti-platelet therapy：DAPT）が必要となる。

## 6 頭蓋内の内頸動脈，中大脳動脈，前大脳動脈解離

### 1. 概説

　わが国の頭蓋内内頸動脈解離は2.4％，前大脳動脈は7.5％であった[26]。頭蓋内の内頸動脈，中大脳動脈，前大脳動脈では解離により激しい頭痛を伴う。解離は内頸動脈床上部に発生することが多い。頭蓋内血管では動脈瘤の破裂を起こすとくも膜下出血となり，頭蓋内の前方循環解離の約20％以上でくも膜下出血を起こす[26]。治療に関しては虚血発症では内科的治療，血管内治

療ともに質の高いエビデンスはないものの頭蓋外動脈解離と同様の戦略がとられる。ただし，頭蓋外動脈解離と異なりくも膜下出血に対する注意が必要になる。

## 2. 内科的治療

　虚血症状の発症から 4.5 時間以内であっても，頭蓋内内頸動脈解離と発症早期に診断がついている場合は，予後改善のエビデンスがないため血栓溶解療法は避けるべきと考えられる。しかしながら，脳梗塞発症早期に頭蓋内内頸動脈解離による脳梗塞であるのか，その他のアテローム血栓性脳梗塞や心原性脳塞栓症による脳梗塞が原因であるのか不明な点が多いこと，また，症例報告やケースシリーズの限りであるが rt-PA 投与に関して安全に施行可能という報告[35]が多いこと，これらを踏まえ，エキスパートコンセンサスでは，軽微なくも膜下出血の所見の有無を注意深く確認したうえで，動脈解離以外の病型が否定できない場合には投与を考慮してもよいとされている[36,37]。

　抗血栓療法は前述の頭蓋外頸動脈解離の方針と基本的に同様である。頭蓋内血管の抗血栓療法には明確なエビデンスはないが，ガイドラインでは抗凝固療法は控えるべきとされている[1]ため，血栓予防に抗血小板薬を使用することが多い。抗血小板薬の継続期間に関しては前述の頭蓋外総頸動脈・内頸動脈での戦略と同様である。解離血管の性状は急性期には変化しやすく，くも膜下出血例の多くでは画像検査にて解離部に瘤形成が見られることから，ガイドラインでは瘤形成時には抗血栓療法は禁忌とされている[1]。ただし瘤形成時にくも膜下出血を起こしやすいのは確かであるが，瘤形成時に抗血小板薬を使用した場合にさらにくも膜下出血を起こしやすくなるかは判明していない。実臨床では瘤形成をしつつも虚血症状があり，抗血栓療法が必要な場合は確かに存在するため悩ましいところである。抗血栓療法の継続は血栓形成予防とくも膜下出血の重症化リスクの判定，ステント留置によるくも膜下出血発症予防の併用を行うなど，症例ごとに慎重に検討して判断する。

## 3. 外科的治療

　血栓回収療法は，超急性期に血管解離による真腔閉塞を正確に画像診断することは困難なため，内頸動脈や中大脳動脈 M1 閉塞であれば試みることになるが，解離が疑わしければステント展開による血栓回収療法よりも，吸引による血栓回収療法を優先させる[38]。解離部位への血管内治療が選択されることは少ないが真腔の閉塞や動脈原性塞栓が繰り返される場合にはステント留置も検討される[39]。少数ではあるが中大脳動脈の解離に対してステント留

置を行った症例報告もある[38,40)]。

くも膜下出血を起こしている場合には，解離血管や動脈瘤病変へのステント併用コイル塞栓術や母血管閉塞およびバイパス術につき，速やかに脳神経外科，血管内治療科とともに適応を検討するべきである。

## 7 頭蓋外の椎骨動脈解離

### 1. 概説

日本人の脳動脈解離の 5.3％である。片側の頭痛，頸部痛が多く見られ，多くの場合には虚血症状を呈して診断される。虚血症状がない場合には非特異的な頭痛，頸部痛と診断されて見逃されていることが多いと考えられる。頭蓋外血管なのでくも膜下出血になることはない。

### 2. 内科的治療

解離部位より遠位部に虚血病変を認める場合には，発症から 4.5 時間以内であれば血栓溶解療法を行うことを検討してもよい。血栓溶解療法の安全性は高いと報告されているが，明確な予後改善のエビデンスがないことには留意すべきである[30,31)]。

抗血栓療法は血栓形成予防および再発予防目的に施行すべきで，前述の頭蓋外総頸動脈・内頸動脈解離と同様に抗血小板療法を選択する。抗血栓療法の使用期間と方針も頭蓋外総頸動脈・内頸動脈解離と同様である。

### 3. 外科的治療

血管内治療は虚血症状の強さや対側椎骨動脈からの血流量などを総合的に判断して決めることになる。例えば健側の椎骨動脈がもともと低形成で解離側椎骨動脈の高度狭窄や閉塞が起きている場合には，虚血の進行が脳底動脈にも及び広範な脳幹梗塞を起こす可能性がある。そのような場合には血管内治療による血栓回収療法，経皮的血管形成術（percutaneous transluminal angioplasty：PTA）やステント留置を検討してもよい[41,42)]。また逆に対側椎骨動脈からの血流が豊富で解離側の椎骨動脈閉塞を起こしても症状が軽い場合には，内科的治療で十分な場合が多いが，動脈原性塞栓が増加する場合には解離部の母血管閉塞を検討することがある。

## 8 頭蓋内の椎骨・脳底動脈解離

### 1. 概説

　わが国でもっとも多いのが頭蓋内椎骨動脈解離で，脳動脈解離の60％以上を占める[26]。脳底動脈解離の頻度は少なく4.8％である[26]。後頸部痛や脳梗塞によるワレンベルグ症候群や小脳梗塞を起こすことが多いが，解離によるくも膜下出血も高頻度に認められる。ワレンベルグ症候群や椎骨動脈瘤破裂によるくも膜下出血を診断した場合には解離の可能性を念頭に置かねばならない。

### 2. 内科的治療

　頭痛のみで脳梗塞やくも膜下出血が見られない場合には，降圧のみで慎重に経過を追う。

　虚血症状の発症から4.5時間以内であっても，頭蓋内椎骨動脈解離と発症早期に診断がついている場合は，予後改善のエビデンスがないため血栓溶解療法は避けるべきと考えられる。一方で，血栓溶解療法の安全性は高いと報告されているため，椎骨動脈，脳底動脈の狭窄や閉塞，心原性塞栓症やアテローム血栓性脳梗塞が否定できない場合には血栓溶解療法を行う[36,37]。

　抗血栓療法は前述の頭蓋外頸動脈解離の方針と基本的に同様である。頭蓋内血管の抗血栓療法には明確なエビデンスはないが，ガイドラインでは抗凝固療法は控えるべきとされている[1]ため，血栓予防に抗血小板薬を使用する。抗血小板薬の継続期間に関しては頭蓋外総頸動脈・内頸動脈での治療法と同様である。

　解離血管の性状は急性期には変化しやすく，くも膜下出血例の多くでは画像検査にて解離部に瘤形成が見られることから，ガイドラインでは瘤形成時には抗血栓療法は禁忌とされている[1]。実臨床では，瘤形成をしつつも虚血症状があり抗血栓療法が必要な場合は確かに存在するため悩ましいところである。抗血栓療法の継続は血栓形成予防とくも膜下出血の重症化リスクの判定，ステント留置によるくも膜下出血発症予防の併用を行うなど，症例ごとに慎重に検討して判断する。

### 3. 外科的治療

　頭蓋外の椎骨動脈解離と同様に，血管内治療は虚血症状の強さや対側椎骨動脈からの血流量などを総合的に判断して決めることになる。

　出血発症の場合には健側の椎骨動脈の状態，解離側の解離部位と後下小脳動脈や前脊髄動脈との位置関係などにより直達手術と血管内治療を使い分け

3　脳動脈解離

る。動脈瘤のクリッピング，母血管閉塞，ステント併用コイル塞栓術，バイパス術など患者の状態に応じて慎重に検討する必要がある。

## 9 スタチン投与

　線維筋性形成異常症による解離ではスタチンは投与すべきではないとされている[2]が，それ以外の原因による動脈解離に関してはスタチン投与の有効性の報告がある[43]。Stanford B 型大動脈解離でのスタチン投与の有効性も報告されている[44]。椎骨動脈解離による脳動脈瘤や大動脈解離に対するスタチンの効果の臨床試験も進行中である[45,46]。以上からスタチン投与は線維筋性形成異常症が否定されているのであれば投与は可能と考えられる。

## 10 血圧管理

　脳動脈解離急性期，慢性期の血圧管理に関して検討された報告は調べる限りはない。そのため血圧管理はわが国のガイドライン通り[1]に通常の脳卒中と同じように行うことになる。虚血発症であれば収縮期血圧＞220 mmHg または拡張期血圧＞120 mmHg の場合には降圧する。虚血も出血もない無症候性の場合，およびくも膜下出血発症の場合には収縮期血圧 160 mmHg 未満に降圧する。

　問題は虚血発症で急性期に解離部が瘤状変化を示す場合の明確な指針がないことであるが，虚血の原因は動脈解離であることから収縮期血圧 160 mmHg 未満に降圧するべきと考えられる。

## 11 患者や家族に対する説明

　動脈解離とは血管壁に亀裂が入り，解離性動脈瘤による出血や血管狭窄や偽腔内血栓による梗塞を生じる疾患である。大動脈弓から頸動脈や椎骨脳底動脈に動脈解離が生じると脳梗塞やくも膜下出血の原因となる。特に，交通事故などの強い外傷や頸部の伸展や回旋などにより動脈解離を発症することが多い。動脈解離を生じると頭痛や頸部痛を多くの場合に自覚し，さらに脳梗塞を併発すると多彩な神経症状を，くも膜下出血を併発すると，さらに強い頭痛や意識障害をきたす。

　脳梗塞を発症した場合には，安静や血圧管理を行ったうえで，適応を慎重に判断しながら血栓溶解療法や抗血小板薬内服などの抗血栓療法を行い，動脈の狭窄が強い場合には血管内治療を行う。

くも膜下出血を発症した場合には，脳神経外科や血管内治療科により動脈瘤のクリッピング，ステント併用コイル塞栓術，母血管閉塞などの治療を行い，出血を止める。

治療後は定期的に解離部位や病変部位の評価を行い，血管の状態が安定している場合や動脈瘤形成が目立つ場合には抗血小板薬は中止する。

## 📖 Reference

1) 日本脳卒中学会 脳卒中ガイドライン委員会：脳卒中治療ガイドライン2021. 東京，協和企画，2021

2) Touzé E, Southerland AM, Boulanger M, et al.：Fibromuscular Dysplasia and Its Neurologic Manifestations：A Systematic Review. JAMA Neurol **76**：217-226, 2019

3) Debette S, Compter A, Labeyrie MA, et al.：Epidemiology, pathophysiology, diagnosis, and management of intracranial artery dissection. Lancet Neurol **14**：640-654, 2015

4) Corda L, Vizzardi E, De Cicco G, et al.：Left ventricular pseudoaneurysm and $a$1-antitrypsin enzyme deficiency：another pathological correlation. Int J Cardiol **145**：384-386, 2010

5) Xue S, Shi H, Du X, et al.：Bow Hunter's syndrome combined with ipsilateral vertebral artery dissection/pseudoaneurysm：case study and literature review. Br J Neurosurg, 2020

6) Selvadurai S, Williamson A, Virk JS, et al.：Eagle syndrome and carotid artery dissection：a rare skull base cause of stroke. BMJ Case Rep **15**：e247954, 2022

7) Debien B, Clapson P, Lambert E, et al.：［Acute cardiovascular complications of cocaine. About two case reports］. Ann Fr Anesth Reanim **25**：397-400, 2006

8) Winsløw F, Hansen NS, Jensen MB：Vertebral Artery Dissection Related to Amphetamine Abuse—A Case Report. J Cent Nerv Syst Dis **12**：1179573520939340, 2020

9) Staikoglou N, Polanagnostaki A, Lamprou V, et al.：Posterior cerebral artery dissection after excessive caffeine consumption in a teenager. Radiol Case Rep **17**：2081-2084, 2022

10) Iseki T, Yamashita Y, Ueno Y, et al.：Cerebral artery dissection secondary to antiphospholipid syndrome：A report of two cases and a literature review. Lupus **30**：118-124, 2021

11) Herath HMMTB, Pahalagamage SP, Withana D, et al.：Complete ophthalmoplegia, complete ptosis and dilated pupil due to internal carotid artery Dissection：as the first manifestation of Takayasu arteritis. BMC Cardiovasc Disord **17**：201, 2017

12) Parra J, Domingues J, Sargento-Freitas J, et al.：Extensive intracranial involvement with multiple dissections in a case of giant cell arteritis. BMJ Case Rep **2014**：bcr2014204130, 2014

13) Sakamoto S, Ohba S, Eguchi K, et al.：Churg–Strauss syndrome presenting

with subarachnoid hemorrhage from ruptured dissecting aneurysm of the intracranial vertebral artery. Clin Neurol Neurosurg **107**：428-431, 2005

14) Ishihara H, Sakai N, Kuroiwa T, et al.：Endovascular trapping for vertebral artery fusiform aneurysm in a patient with idiopathic thrombocytopenic purpura. Neurol Medi Chir **49**：514-517, 2009

15) Lee K, Park H, Park I, et al.：Endovascular treatment using woven stents for ruptured vertebral artery dissecting aneurysm induced by varicella zoster virus：case report. Br J Neurosurg **30**：672-674, 2016

16) Marangi A, Moretto G, Cappellari M, et al.：Bilateral internal carotid artery dissection associated with prior syphilis：a case report and review of the literature. Neuropsychiatr Dis Treat **12**：1351-1354, 2016

17) Lefeuvre D, Liebenberg L, Taylor A：Intracranial Arterial Dissection Related to HIV Infection. A Case Report with Histology. Interv Neuroradiol **11**：387-391, 2005

18) Yetman AT, Bisselou KSM, Sanmann JN, et al.：Vascular dissection in women with Turner syndrome. Int J Cardiol **325**：127-131, 2021

19) Wipper S, Ahlbrecht O, Kölbel T, et al.：First implantation of Gore Hybrid Vascular Graft in the right vertebral artery for cerebral debranching in a patient with Loeys-Dietz syndrome. J Vasc Surg **61**：793-795, 2015

20) Dornbos D 3rd, Ikeda DS, Slivka A, et al.：Vertebral artery dissection after neck extension in an adult patient with Klippel-Feil syndrome. J Clin Neurosci **21**：685-688, 2014

21) Fischer S, Bäzner H, Henkes H：Cervical artery dissection in a young patient with Rubinstein-Taybi syndrome. Clin Neuroradiol **23**：41-44, 2013

22) Abe T, Fujimura M, Mugikura S, et al.：Brain Stem Infarction Due to Basilar Artery Dissection in a Patient with Moyamoya Disease Four Years after Successful Bilateral Revascularization Surgeries. J Stroke Cerebrovasc Dis **25**：e79-82, 2016

23) Wang J, Yue D, Chen X, et al.：Common carotid artery dissection caused by radiotherapy：A case report. Mol Clin Oncol **5**：475-477, 2016

24) Aubin H, Memedi E, Mehdiani A, et al.：Preoperative percutaneous carotid artery recanalization in a patient with aortic dissection type A. J Card Surg **36**：3414-3416, 2021

25) Funakoshi Y, Imamura H, Tokunaga S, et al.：Carotid artery stenting before surgery for carotid artery occlusion associated with acute type A aortic dissection：Two case reports. Interv Neuroradiol **26**：814-820, 2020

26) 松岡秀樹：脳動脈解離の現状．本邦の実態（アンケート調査，後ろ向き登録研究から）．脳動脈解離診療の手引き（松岡秀樹ほか編）．国立循環器病センター（内科脳血管部門），2009

27) 鈴木理恵子，平野照之：病因と病態．日本臨牀**75**（増刊号4）：370-375, 2017

28) Engelter ST, Traenka C, Gensicke H, et al.：Aspirin versus anticoagulation in cervical artery dissection（TREAT-CAD）：an open-label, randomised, non-inferiority trial. Lancet Neurol **20**：341-350, 2021

29) Markus HS, Levi C, King A, et al.：Antiplatelet Therapy vs Anticoagulation Therapy in Cervical Artery Dissection：The Cervical Artery Dissec-

tion in Stroke Study (CADISS) Randomized Clinical Trial Final Results. JAMA Neurol **76**：657-664, 2019

30) Lin J, Sun Y, Zhao S, et al.：Safety and Efficacy of Thrombolysis in Cervical Artery Dissection-Related Ischemic Stroke：A Meta-Analysis of Observational Studies. Cerebrovasc Dis **42**：272-279, 2016

31) Engelter ST, Dallongeville J, Kloss M, et al.：Thrombolysis in cervical artery dissection--data from the Cervical Artery Dissection and Ischaemic Stroke Patients (CADISP) database. Eur J Neurol **19**：1199-1206, 2012

32) Mustanoja S, Metso TM, Putaala J, et al.：Helsinki experience on nonvitamin K oral anticoagulants for treating cervical artery dissection. Brain Behav **5**：e00349, 2015

33) Caprio FZ, Bernstein RA, Alberts MJ, et al.：Efficacy and safety of novel oral anticoagulants in patients with cervical artery dissections. Cerebrovasc Dis **38**：247-253, 2014

34) Marnat G, Lapergue B, Sibon I, et al.：Safety and Outcome of Carotid Dissection Stenting During the Treatment of Tandem Occlusions：A Pooled Analysis of TITAN and ETIS. Stroke **51**：3713-3718, 2020

35) Bernardo F, Nannoni S, Strambo D, et al.：Intravenous thrombolysis in acute ischemic stroke due to intracranial artery dissection：a single-center case series and a review of literature. J Thromb Thrombolysis **48**：679-684, 2019

36) Debette S, Mazighi M, Bijlenga P, et al.：ESO guideline for the management of extracranial and intracranial artery dissection. Eur Stroke J **6**：XXXIX-LXXXVIII, 2021

37) Powers WJ, Rabinstein AA, Ackerson T, et al.：Guidelines for the Early Management of Patients With Acute Ischemic Stroke：2019 Update to the 2018 Guidelines for the Early Management of Acute Ischemic Stroke：A Guideline for Healthcare Professionals From the American Heart Association/American Stroke Association. Stroke **50**：e344-e418, 2019

38) Park KH, Kwak HS, Park JS：Endovascular Approach in Patients with Acute Complete Occlusion Due to Middle Cerebral Artery Dissection. J Korean Neurosurg Soc **63**：717-722, 2020

39) Al-Mufti F, Kamal N, Damodara N, et al.：Updates in the Management of Cerebral Infarctions and Subarachnoid Hemorrhage Secondary to Intracranial Arterial Dissection：A Systematic Review. World Neurosurg **121**：51-58, 2019

40) 熊谷吉哲，江頭裕介，榎本由貴子ほか：鈍的頭部外傷との関連が疑われた中大脳動脈解離の1例．脳卒中の外科 **50**：301-306, 2022

41) Zhang G and Chen Z：Medical and Interventional Therapy for Spontaneous Vertebral Artery Dissection in the Craniocervical Segment. Biomed Res Int **2017**：7859719, 2017

42) Serkin Z, Le S, Sila C：Treatment of Extracranial Arterial Dissection：the Roles of Antiplatelet Agents, Anticoagulants, and Stenting. Curr Treat Options Neurol **21**：48, 2019

43) Vitturi BK and Gagliardi RJ：Effectiveness of statins in patients with stroke due to cervical artery dissection：A preliminary study. Med Clin

（Barc）**157**：313-317, 2021
44）Masaki N, Kumagai K, Sasaki K, et al.：Suppressive effect of pitavastatin on aortic arch dilatation in acute stanford type B aortic dissection：analysis of STANP trial. Gen Thorac Cardiovasc Surg **66**：334-343, 2018
45）Turhon M, Kang H, Huang J, et al.：Atorvastatin for unruptured intracranial vertebrobasilar dissecting aneurysm（ATREAT-VBD）：protocol for a randomised, double-blind, blank-controlled trial. BMJ Open **12**：e059616, 2022
46）Chen Y, Xiong N, Wang X, et al.：Efficiency of atorvastatin on in-hospital mortality of patients with acute aortic dissection（AAD）：study protocol for a randomized, open-label, superiority clinical trial. Trials **22**：281, 2021

（太田　浄文，石橋　哲）

# 4 線維筋性形成異常症

## fibromuscular dysplasia

### 治療のポイント

- わが国では稀な疾患であるが診断は特徴的な画像所見から容易である。
- 無症候性の場合には画像の経時的観察を行い，基本的に治療介入はしない。
- 動脈解離には抗血小板薬を使用する。
- 虚血性病変，出血性病変ともに急性期の治療は非FMD患者と同様の治療を行う。
- 動脈の脆弱性が高いことから，医原性動脈解離の危険性が高い。血管造影検査や血管内治療の際は留意する必要がある。

## 1 概説

線維筋性形成異常症（fibromuscular dysplasia：FMD）は中小動脈の主に中膜の非動脈硬化性，非炎症性血管病変である。中年女性に好発し，欧米では比較的多い疾患であるがわが国では非常に稀で，1976年から10年間の全国調査ではFMD確診例は20例，疑診例は10例のみ[1]，1995〜1999年までの5年間の調査では50歳未満の若年性脳梗塞661例中3例のみがFMDであった[2]。FMDによって起きる脳卒中は脳梗塞，くも膜下出血，脳出血のどの病型でもありうるが，基本的にはいずれも動脈の脆弱性により生じる脳

動脈解離によって引き起こされる。FMD治療に関してRCTなどでの高いエビデンスレベルの報告はなく，観察研究やエキスパートオピニオンに従って治療を進めることになる。FMDの治療は通常の脳卒中治療に準じるが，いくつかの注意すべき点があり，FMDの特性を踏まえたうえで診療にあたる必要がある。

## 2 ガイドライン

わが国の脳卒中治療ガイドライン2021の推奨を要約すると，無症候性の場合には画像検査による経過観察，症候性病変は抗血栓療法を行う。症候性病変に対する外科的治療および血管内治療は症例を慎重に選択して検討するという記載である[3]。アメリカ心臓協会（American Heart Association：AHA）のガイドラインでもほぼ同様の記載である[4]。

## 3 診断

FMDでは腎動脈および頭頸部動脈での病変頻度が高く，腎動脈病変は腎血管性高血圧の原因となる。また，頭頸部動脈では，頭蓋外の内頸動脈，椎骨動脈の病変頻度が高く，脳血管障害の原因となる。

診断は画像検査でなされる。FMDは血管造影所見により3つにタイプ分けされる[5]（**図1**）。Type 1が90％以上を占めており数珠状の狭窄と拡張（strings and beads）所見が見られる。Type 2は管状狭窄で通常の動脈硬化性病変や高安病，動脈形成不全との鑑別を要する。Type 3は稀でdiverticulum-like（憩室様）所見を呈するが画像所見では確定が難しい。Type 2およびType 3は組織学的確定診断が必要なこともある。

画像検査では血管造影検査がもっとも精度が高いが，医原性の血管解離を引き起こすリスクがFMDでは通常よりも高いため，症例選択には慎重であるべきである。頸動脈エコーは侵襲がないがFMDでは高位頸椎レベルに狭窄所見があり，通常のアテローム性病変に認められるような内頸動脈起始部にはFMDの狭窄病変は見られないため，エコーでは観察が難しくFMD評価には向かない。CT血管造影（computed tomography angiography：CTA）がもっとも侵襲が少なく高精度に診断できるためまずはCTAを選択し，CTAが難しい場合には磁気共鳴血管撮影（magnetic resonance angiography：MRA）を選択する[6]。

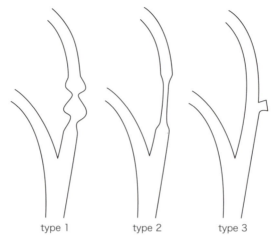

**図1 FMD 血管造影所見 3 タイプ**
(小宮山雅樹:線維筋性異形成.脳血管奇形・血管障害・血管腫のホームページ.2006. http://komiyama.me/Kodomo/FMD.html より転載)

## 4 治療

### 1. 無症候性病変

　わが国では極めて稀なケースだと思われるが,脳ドックや検診で偶然にFMD が見つかった場合には,頭部から骨盤部まで CTA または MRA で全身の血管評価を一度はしておく[7]。その後は年に 1 回程度の画像評価で経過観察していく。基本的には抗血小板薬は使用しないが狭窄の進行があれば少量のアスピリン(75〜100 mg)内服は検討してもよい[6]。ただし無症候性病変に対するアスピリン内服はエビデンスがないこと,出血リスクが増加することは認識して使用すべきである。無症候性の FMD にはたとえ狭窄が高度であっても外科手術,血管内手術ともに勧められない[6,8]。

### 2. 脳卒中以外の症候

　FMD 患者には頭痛と拍動性の耳鳴りが多く認められる。頭痛は典型的な片頭痛の症状を呈することもある。FMD 患者の頭痛に特異的な治療法はなく一般的な頭痛の治療法と同じアプローチとなる。ただしトリプタン系は血管攣縮を起こすリスクがあるので慎重に使用すべきである[9]。耳鳴りには抗精神病薬を含めた心理的アプローチも提案される[10]。

## 3. リスクファクター管理

　リスクファクター管理も重要である。FMDでは腎血管性高血圧をきたしやすいため腎動脈形成術や内服薬での高血圧是正が必要である。脂質異常症は通常の動脈硬化性病変では積極的に是正が必要であるが，脂質異常症と頸動脈解離のリスクは逆相関があるためスタチンの使用は推奨されない[6,11]，ただし高LDLコレステロール血症をどこまで許容するかは結論が出ていない。喫煙はFMD患者における脳動脈瘤増大のリスクであり禁煙が必要である。過度に首をひねったり，伸展したりすると血管解離のリスクがあるため避けるべきで，外科手術時，歯科治療時，美容室での洗髪，整体などには注意が必要であるが通常の運動程度は問題ない。

## 4. 動脈解離

　動脈解離の治療では頸部の安静により解離の悪化をなるべく防ぐ。動脈解離を発症してから数週間以内がもっとも一過性脳虚血発作や脳梗塞のリスクが高い。狭窄部や解離部に血栓形成しやすくなるためである。動脈解離と診断したら抗血小板薬の投与を3〜6カ月行う。抗凝固薬はワルファリン，直接作用型経口抗凝固薬（direct oral anticoagulant：DOAC）ともに抗血小板薬と同等の成績であるため簡便性と安全性から抗血小板薬を選択する[12]。脳動脈瘤がある症例でも抗血小板療法は可能である。通常，血管内治療は選択されないが最大限の抗血小板療法を行っても虚血性イベントが起きる場合には血管内治療を考慮してもよい。しかし無作為化対照比較試験は存在しない[13]。またFMD患者はカテーテル操作による医原性の動脈解離のリスクが高いことにも留意しておく必要がある。

## 5. 脳梗塞，一過性脳虚血発作

　脳梗塞や一過性脳虚血発作はFMDによる血管狭窄部や解離部からの血栓形成によって生じる。急性期治療は非FMD患者と同じく血栓溶解療法および機械的血栓回収療法を行い，それらの適応がなければ抗血小板療法を行う[6]。二次予防には抗血小板療法を選択する。長期の投与も推奨されるが解離部の血栓が原因の場合には解離部の性状を確認しながら3〜6カ月で抗血小板療法を終了することも検討してよい。

## 6. 未破裂脳動脈瘤，くも膜下出血，脳出血

　未破裂動脈瘤の治療方針は，通常の非FMD患者と同様に部位と経過で判断する[6]。くも膜下出血，脳出血発症時にも非FMD患者の対応と同様であるがエビデンスは限られる。

## 5 患者や家族に対する説明

FMDは中小動脈の中膜に形成異常が起こる稀な病態である。中膜の形成異常によって動脈の脆弱性が高まり動脈の変形や動脈解離が引き起こされる。特に頸動脈に動脈解離が起こった場合には，脳梗塞，脳出血，くも膜下出血を生じることがある。また，腎動脈にも変化が起こりやすく高血圧の原因となる。

したがって，少しでも動脈の変化を防ぐため，血圧管理に加えて，禁煙や頸部の屈曲・伸展や回旋をなるべく防ぐ生活習慣が重要である。一方で，脂質異常症に対するスタチン製剤による治療は動脈解離の危険性を上げるため推奨されない。動脈の狭窄が進行する場合には，脳梗塞を防ぐためにアスピリンの内服を行うこともある。

FMDにより発症した脳梗塞，脳出血，くも膜下出血の治療は通常の治療と大きな違いはないが，動脈の脆弱性は高いため，動脈カテーテル検査や治療の合併症リスクは高く留意する必要がある。

### 📖 Reference

1) 西本詮，植田清隆，本間温：頸動脈系FMD症例のまとめ．昭和57年度研究報告書（厚生省特定疾患ウイルス動脈輪閉塞症調査研究班）．pp28-39, 1982

2) 峰松一夫，矢坂正弘，米原敏郎ほか：若年者脳卒中診療の現状に関する共同調査研究 若年者脳卒中共同調査グループ（SASSY-JAPAN）．脳卒中 **26**：331-339, 2004

3) 日本脳卒中学会 脳卒中ガイドライン委員会：脳卒中治療ガイドライン2021．東京，協和企画，2021

4) Kleindorfer DO, Towfighi A, Chaturvedi S, et al.：2021 Guideline for the Prevention of Stroke in Patients With Stroke and Transient Ischemic Attack：A Guideline From the American Heart Association/American Stroke Association. Stroke **52**：e364-e467, 2021

5) Osborn AG and Anderson RE：Angiographic spectrum of cervical and intracranial fibromuscular dysplasia. Stroke **8**：617-626, 1977

6) Touzé E, Southerland AM, Boulanger M, et al.：Fibromuscular Dysplasia and Its Neurologic Manifestations：A Systematic Review. JAMA Neurol **76**：217-226, 2019

7) Gornik HL, Persu A, Adlam D, et al.：First International Consensus on the diagnosis and management of fibromuscular dysplasia. Vasc Med **24**：164-189, 2019

8) Brott TG, Halperin JL, Abbara S, et al.：2011 ASA/ACCF/AHA/AANN/AANS/ACR/ASNR/CNS/SAIP/SCAI/SIR/SNIS/SVM/SVS guideline on the management of patients with extracranial carotid and vertebral artery

disease：executive summary. A report of the American College of Cardiology Foundation/American Heart Association Task Force on Practice Guidelines, and the American Stroke Association, American Association of Neuroscience Nurses, American Association of Neurological Surgeons, American College of Radiology, American Society of Neuroradiology, Congress of Neurological Surgeons, Society of Atherosclerosis Imaging and Prevention, Society for Cardiovascular Angiography and Interventions, Society of Interventional Radiology, Society of NeuroInterventional Surgery, Society for Vascular Medicine, and Society for Vascular Surgery. Circulation **124**：489-532, 2011

9) O'Connor SC, Poria N, Gornik HL：Fibromuscular dysplasia：an update for the headache clinician. Headache **55**：748-755, 2015

10) Searchfield GD, Durai M, Linford T：A State-of-the-Art Review：Personalization of Tinnitus Sound Therapy. Front Psychol **8**：1599, 2017

11) Kernan WN, Ovbiagele B, Black HR, et al.：Guidelines for the prevention of stroke in patients with stroke and transient ischemic attack：a guideline for healthcare professionals from the American Heart Association/American Stroke Association. Stroke **45**：2160-2236, 2014

12) Markus HS, Hayter E, Levi C, et al.：Antiplatelet treatment compared with anticoagulation treatment for cervical artery dissection（CADISS）：a randomised trial. Lancet Neurol **14**：361-367, 2015

13) Peng J, Liu Z, Luo C, et al.：Treatment of Cervical Artery Dissection：Antithrombotics, Thrombolysis, and Endovascular Therapy. Biomed Res Int **2017**：3072098, 2017

（太田　浄文，石橋　哲）

# 5 可逆性脳血管攣縮症候群

## reversible cerebral vasoconstriction syndrome

### 治療のポイント

- 可逆性脳血管攣縮症候群（RCVS）は特異的な検査所見がないため病歴と症状，画像所見，髄液所見を参考に診断を行う。もっとも重要かつ難しい鑑別は原発性中枢神経血管炎（PCNSV）であり治療におけるステロイド使用の有無が異なる。
- 治療の要点は Ca 拮抗薬を主として種々の治療薬を使用して血管の攣縮を抑制することにある。

## 1 概説

可逆性脳血管攣縮症候群（reversible cerebral vasoconstriction syndrome：RCVS）は典型的には雷鳴様頭痛，血管攣縮による血管狭窄，虚血を特徴とする疾患である。典型的な病歴と症状，画像所見があれば診断は容易であるが非典型例の場合には診断は難しい。もっとも重要な鑑別は原発性中枢神経血管炎（primary central nervous system vasculitis：PCNSV）であり多数例の報告から RCVS と PCNSV の鑑別が徐々に容易になっている。RCVS 診断のためにはスコアや画像の特徴などから慎重かつ迅速に確定診断を行う必要がある。RCVS での脳血管攣縮は自然軽快しうるが，無治療では脳虚血を引き起こすため適切な診断と速やかな治療を行うことが後遺症の軽減に重要である。

5 可逆性脳血管攣縮症候群

## 2 ガイドライン

　脳卒中治療ガイドライン2021[1]の記載の要点は以下の通りになる。
・誘因となる薬剤は中止，誘因となる行為は数日から数週間は避ける。
・治療はベラパミル，硫酸マグネシウム，ロメリジンなどを用いる。
・重症例では血管内治療を考慮してもよい。
・慢性期の再発予防に抗血栓療法は行わない。
・ステロイドの使用はしない。

## 3 RCVS と PCNSV との鑑別

### 1. 病歴

　典型的な RCVS では誘因となる行動や薬剤があるため病歴聴取が重要である。RCVS を引き起こす誘因は労作，バルサバ手技，感情，入浴，シャワー，屈伸，性行為である[2]。出産も重要な誘因であり，妊娠中の子癇前症に合併する場合や出産後1〜2週以内に発症しやすい。

　薬剤も誘因となり，大麻，コカイン，アンフェタミン，メタンフェタミン，選択的セロトニン再取り込み阻害薬（SSRI），セロトニン・ノルアドレナリン再取り込み阻害薬（SNRI）などの抗うつ薬，エフェドリンなどのα交感神経刺激薬，トリプタン，エルゴタミン，セロトニン受容体作動薬（タンドスピロン，ミルタザピン，モサプリドなど），免疫グロブリン製剤，インターフェロンα製剤，シクロホスファミド，タクロリムス，フィンゴリモドなどの免疫抑制剤の服用歴，ニコチンパッチ，朝鮮人参，ハーブなどの薬草，大量飲酒，赤血球輸血など多岐にわたる[2]。

### 2. 髄液検査

　髄液検査は RCVS と PCNSV の鑑別に有用である。RCVS の髄液は基本的には正常である。RCVS 139例の解析で108例に髄液検査が施行され，84%で蛋白60未満 mg/dL，細胞数は5未満/μL が85%，5〜10/μL が12%，11以上/μL が3%，キサントクロミーは認められなかった[3]。PCNSV では細胞数，蛋白増多がしばしば認められる。

### 3. 画像評価

　Singhal らは159例の RCVS と47例の PCNSV の画像を比較して検討している[4]。その結果の一部を**表1**に示す。症例の画像と表を比較して RCVS らしさがあるかを検討する。

表 1　RCVS と PCNSV の MRI の特徴

| | RCVS, n＝159 | PCNSV, n＝47 |
|---|---|---|
| 初回 CT or MRI での異常 | 70% | 100% |
| 　脳梗塞 | 28% | 81% |
| 　脳出血 | 13% | 9% |
| 　脳表くも膜下出血 | 33% | 2% |
| 　血管性浮腫（PRES） | 25% | 0% |
| 2 回目以降の画像所見施行 | 71% | 87% |
| 　新規病変出現 | 25% | 46% |
| CT or MRI で病変なし | 24% | 0% |
| いずれかの CT or MRI で異常 | 76% | 100% |
| 　脳梗塞 | 33% | 87% |
| 　脳出血 | 13% | 9% |
| 　脳表くも膜下出血 | 39% | 2% |
| 　血管性浮腫（PRES） | 28% | 0% |
| 脳出血の部位 | | |
| 　大脳皮質 | 76% | 75% |
| 　深部白質 | 14% | 0% |
| 　小脳 | 5% | 25% |
| 　深部白質＋大脳皮質 | 5% | 0% |
| 脳梗塞の部位 | | |
| 　複数個所の病変 | 85% | 95% |
| 　大脳分水嶺領域 | 88% | 9% |
| 　深部白質 or 脳幹病変 | 10% | 74% |
| 　前大脳動脈領域 | 10% | 42% |
| 　中大脳動脈領域 | 27% | 90% |
| 　後大脳動脈領域 | 17% | 34% |
| 　椎骨脳底動脈領域 | 23% | 61% |
| FLAIR での血管の高信号 | | |
| 　有 | 61% | 7% |

PCNSV：primary central nervous system vasculitis，PRES：posterior reversible encephalopachy syndrome
（Singhal AB, et al.：Reversible cerebral vasoconstriction syndromes and primary angiitis of the central nervous system：clinical, imaging, and angiographic comparison. Ann Neurol 79：882-894, 2016[4]より引用，一部改変）

5 可逆性脳血管攣縮症候群

### 4. RCVS$_2$スコア

Rocha らは RCVS$_2$ スコアを提唱し，5 点以上で RCVS と診断される感度は90％以上，特異度は 99％としている（**表 2**）[5]。

### 5. RCVS-TCH スコア

Cho らは雷鳴様頭痛のある患者 253 例を解析し RCVS-TCH スコアを提唱した（**表 3**）[6]。RCVS-TCH スコア 7 点をカットオフ値とすると感度 80％，特異度 97％で RCVS を診断可能としている。

## 4 治療薬，治療法

### 1. 鎮痛薬

RCVS は片頭痛患者に多いとされているが，頭痛に対して片頭痛発作に用いられるトリプタンは血管攣縮増悪リスクがあり用いるべきではない。インドメタシンなどの NSAIDs も RCVS を誘発しうるため適切ではない[7,8]。アセトアミノフェンまたはオピオイドは使用可能である[9]。

### 2. 血圧管理

RCVS の至適血圧は明らかになっていないが血圧は通常の脳梗塞に準じてガイドライン通りの管理を行う。低血圧は分水嶺領域の梗塞が悪化しうるので避けるのが望ましい[7,8]。

### 3. 抗血栓療法

虚血発症の場合には画像上はアテローム血栓性脳梗塞と同様であるため抗血栓療法を用いて初期治療がなされ，抗血小板薬の投与が行われることが多い。ただし RCVS に対して抗血栓療法を行ったほうがよいかどうかはわかっていない。筆者の私見であるが，抗血小板薬を使用するなら出血リスクが少なく，かつ頭蓋内血管拡張作用のあるシロスタゾールがよいと思われる。ただし慢性期の抗血小板薬はガイドラインでは勧められないとされており長期の使用は控える。

### 4. Ca 拮抗薬

Ca 拮抗薬はもっとも頻用される薬剤である。海外では nimodipine がもっともよく使用される[7,8]が，わが国では未承認のためニカルジピンまたはベラパミルを使用する。ニカルジピンは降圧作用が強く，降圧による分水嶺領域の脳梗塞には注意して，血圧が下がりすぎないように用量を調整する。ベ

表 2 RCVS$_2$ スコア

| 基準 | Score if ＋ | Score if － |
|---|---|---|
| 雷鳴様頭痛（1 回または複数回） | 5 | 0 |
| 頸動脈狭窄 | −2 | 0 |
| 血管攣縮のトリガー | 3 | 0 |
| 性別（女性） | 1 | 0 |
| くも膜下出血 | 1 | 0 |

（Rocha EA, et al.：RCVS$_2$ score and diagnostic approach for reversible cerebral vasoconstriction syndrome. Neurology 92：e639–e647, 2019[5]）より引用，一部改変）

表 3-1 RCVS-TCH スコア

| | スコア |
|---|---|
| 雷鳴様頭痛の性状 | |
| 　複数回 | 2 |
| 　1 回 | 0 |
| 性別 | |
| 　女性 | 3 |
| 　男性 | 0 |
| 雷鳴様頭痛のトリガーとなる要因（注 1） | |
| 　複数 | 3 |
| 　1 つ | 2 |
| 　無 | 0 |
| 血圧上昇（注 2） | |
| 　有 | 4 |
| 　無 | 0 |

注 1：トリガーとなる要因とは性行為，労作，バルサルバ手技，感情，屈伸，入浴，シャワーである。
注 2：収縮期血圧＞160 mmHg または発作前よりも収縮期血圧 30 mmHg 以上の上昇。
（Cho S, et al.：RCVS–TCH score can predict reversible cerebral vasoconstriction syndrome in patients with thunderclap headache. Sci Rep 11：7750, 2021[6]）より引用，一部改変）

5 可逆性脳血管攣縮症候群

表 3-2 RCVS-TCH スコアの感度・特異度

| スコア合計 | 感度 | 特異度 |
|---|---|---|
| 9 | 41 | 100 |
| 8 | 63 | 100 |
| 7 | 80 | 97 |
| 6 | 80 | 90 |
| 5 | 93 | 68 |
| 4 | 93 | 65 |

感度・特異度は RCVS-TCH スコアの合計をカットオフとしたときの値。
(Cho S, et al.：RCVS-TCH score can predict reversible cerebral vasoconstriction syndrome in patients with thunderclap headache. Sci Rep 11：7750, 2021[6]より引用，一部改変)

ラパミルはニカルジピンに比較して降圧作用は穏やかであるが，陰性変時作用が強いので徐脈に注意する。ニカルジピンもベラパミルもモニター管理下で使用することが望ましい。状態安定後には Ca 拮抗薬の内服へ移行する。ロメリジンも使用可能である。

## 5. マグネシウム

マグネシウム製剤は子癇の治療薬として使用される。RCVS は子癇と同様に血管攣縮を特徴とするためマグネシウム製剤の効果が期待され，硫酸マグネシウムでの治療で RCVS の改善が認められた報告が複数ある[10,11]。実際の使用方法は硫酸マグネシウム・ブドウ糖配合（マグネゾール®，マグセント®）を初回 40 mL を 20 分以上かけて静注後に 10 mL/時（1 g/時）で投与し効果がなければ 5 mL/時ずつ増量し最大 20 mL/時（2 g/時）で使用する。高マグネシウム血症に注意する必要がある。

## 6. プロポフォール

RCVS に対してプロポフォールの有効性の報告がある[12,13]。プロポフォールの血管拡張作用によるものと考えられている。RCVS 急性期には痙攣や不穏状態となることもあるため，痙攣が起きたり鎮静が必要なときには使用を考慮する。血圧低下や呼吸抑制に注意してモニター管理下で使用する。

## 7. 血管内治療

血管攣縮部の狭窄による虚血症状が重篤な場合には緊急的にバルーン拡張での治療も考慮される。また nimodipine やミルリノン，ベラパミル動注が試みられることもある[7,9]。ただし血管造影の手技で攣縮の悪化を起こしうるため適応は慎重に検討すべきである。

## 8. ステロイド

RCVS の治療としてステロイドは予後を悪化させるため使用しない[14]。実臨床では RCVS と PCNSV の鑑別が困難な場合に，診断的治療としてステロイドパルスなどで治療反応性を見ることはありうるが慎重になるべきである。

## 9. β-blocker

片頭痛では片頭痛発作予防に β-blocker が使用されるが RCVS おいては使用しないほうがよいと思われる。RCVS と同様に血管攣縮が原因の異型狭心症では β-blocker は血管攣縮を誘発しうるため使用されないからである。また，筆者の経験でも RCVS に β-blocker を用いて悪化したことがある。

## 5 治療の実際

実際の治療は，まず誘因となる薬剤や運動の中止，疼痛コントロール，安静である[7]。薬物治療として Ca 拮抗薬は第一選択として使用し，さらに硫酸マグネシウムを追加してもよい。痙攣や不穏などがあればプロポフォールも使用する。抗血栓療法に関しては虚血性病変がある場合には急性期は使わざるを得ないのでアスピリンやシロスタゾールなどを使用する。全体の治療期間は症状や画像を確認しながらになるが，おおむね 4～8 週間程度である[7]。

## 6 患者や家族に対する説明

頭痛と脳卒中の原因は脳血管の攣縮である。治療は安静にすること，頭痛と血管攣縮の治療として血管拡張薬を使うことを説明する。血管拡張薬の副作用として血圧低下や徐脈などがあり，脳梗塞を誘発しうるので厳重な監視が必要であることを説明する。治療により後遺症なく回復することを目指すが，重症の場合には後遺症が残ることがあることも説明する。

## 📖 Reference

1) 日本脳卒中学会　脳卒中ガイドライン委員会：脳卒中治療ガイドライン 2021. 協和企画，東京，2021

2) Headache Classification Committee of the International Headache Society (IHS)：The International Classification of Headache Disorders, 3rd edition. Cephalalgia **38**：1-211, 2018

3) Singhal AB, Hajj-Ali RA, Topcuoglu MA, et al.：Reversible cerebral vasoconstriction syndromes：analysis of 139 cases. Arch Neurol **68**：1005-1012, 2011

4) Singhal AB, Topcuoglu MA, Fok JW, et al.：Reversible cerebral vasoconstriction syndromes and primary angiitis of the central nervous system：clinical, imaging, and angiographic comparison. Ann Neurol **79**：882-894, 2016

5) Rocha EA, Topcuoglu MA, Silva GS, et al.：$RCVS_2$ score and diagnostic approach for reversible cerebral vasoconstriction syndrome. Neurology **92**：e639-e647, 2019

6) Cho S, Lee MJ, Gil YE, et al.：RCVS-TCH score can predict reversible cerebral vasoconstriction syndrome in patients with thunderclap headache. Sci Rep **11**：7750, 2021

7) Cappelen-Smith C, Calic Z, Cordato D：Reversible Cerebral Vasoconstriction Syndrome：Recognition and Treatment. Curr Treat Options Neurol **19**：21, 2017

8) Spadaro A, Scott KR, Koyfman A, et al.：Reversible cerebral vasoconstriction syndrome：A narrative review for emergency clinicians. Am J Emerg Med **50**：765-772, 2021

9) Calic Z, Cappelen-Smith C, Zagami AS：Reversible cerebral vasoconstriction syndrome. Intern Med J **45**：599-608, 2015

10) 小林奈津子，田中佳世，田中博明ほか：硫酸マグネシウムの可逆性脳血管攣縮症候群における有効性．周産期医学 **48**：1029-1033，2018

11) Mijalski C, Dakay K, Miller-Patterson C, et al.：Magnesium for Treatment of Reversible Cerebral Vasoconstriction Syndrome：Case Series. Neurohospitalist **6**：111-113, 2016

12) 高橋由佳子，中村毅，金田大太ほか：プロポフォールが奏功した reversible cerebral vasoconstriction syndrome の 2 例．脳卒中 **35**：369-374，2013

13) 長田貴洋，下田雅美，重松秀明ほか：RCVS における難治性頭痛に対するプロポフォールの有効性．日本頭痛学会誌 **41**：264，2014

14) Singhal AB and Topcuoglu MA：Glucocorticoid-associated worsening in reversible cerebral vasoconstriction syndrome. Neurology **88**：228-236, 2017

（太田　浄文）

# 6 原発性中枢神経限局性血管炎

## primary central nervous system vasculitis

### 治療のポイント

- 鑑別疾患は多いが，多発する血管狭窄と脳虚血から可逆性脳血管攣縮症候群（RCVS）との鑑別が重要である。
- エビデンスレベルの高い治療法は乏しいが，経験的に免疫療法の有効性は確実である。
- 急性期にはステロイドに加えてシクロホスファミドを用いて治療する。
- 維持療法にはステロイドと免疫抑制剤を用いる。
- 抗血小板療法および抗凝固療法の有効性は証明されていない。

## 1 概説

　原発性中枢神経血管炎（primary central nervous system vasculitis：PCNSV）は中枢神経に限局した血管炎により脳梗塞を発症する血管炎の一病型である。診断に直結する特異的な疾患マーカーがないために診断が難しい。診断が難しいが発症早期に強力な免疫療法を行わないと予後不良であるため，速やかな診断と治療が重要である。

6 原発性中枢神経限局性血管炎

## 2 ガイドライン

脳卒中治療ガイドライン2021にはPCNSVに対する指針は存在しない[1]。

## 3 鑑別疾患

中枢神経の多発血管狭窄をきたす多くの疾患が鑑別となる。**表1**に鑑別すべき疾患の一覧を示す[2]。

PCNSVとRCVSの鑑別診断が重要だが，どちらも疾患特異的な診断マーカーがなく画像所見も類似しているため鑑別が難しい。ただし，多数例の報告からそれぞれの画像的特徴やRCVS診断のスコアなどが提唱されているため，それらについてはRCVSの項を参照されたい。脳脊髄液検査は鑑別診断に有用でRCVSでは基本的に髄液検査異常を認めないのに対して，PCNSVでは80〜90％程度の割合で髄液検査異常を認める。SalvaraniらはPCNSV163例の解析で髄液蛋白>70 mg/dLは52.1％，髄液蛋白>45 mg/dL or 髄液細胞数>5/mm$^3$は81.3％，髄液蛋白>70 mg/dL or 髄液細胞数>10 mm$^3$は63.6％と報告している[3,4]。

## 4 治療

PCNSVは稀な疾患であるためRCTなどのエビデンスレベルの高い治療法は確立されていないものの，症例報告やエキスパートオピニオンによって治療は決定される。基本的な方針は全身性の血管炎症候群に準じて決定される[2,5,6]。

### 1. 急性期治療

初期治療として効果発現が早いステロイドパルス（メチルプレドニゾロン500〜1,000 mg/日×3日間）を行う。ステロイドパルス後に経口プレドニゾロンを1 mg/kgで開始する。治療反応性が乏しい場合には再度のステロイドパルスまたはシクロホスファミドを導入する。シクロホスファミドは内服（2 mg/kg/日），または点滴でのシクロホスファミドパルス療法（0.75/mm$^2$/月）を行う。経口プレドニゾロンは初期量を約1ヵ月程度継続後に漸減する。シクロホスファミド点滴は月に1回のペースで6回程度（2〜12回）行う。シクロホスファミド内服の場合も6ヵ月程度継続する[2,5〜7]。ステロイド単独とシクロホスファミド追加を比較すると生存率には差はないが再発率はシクロホスファミドを追加したほうが少ない（39％ vs 18％）[8]。

表 1　原発性性中枢神経血管炎の鑑別診断

**1. 脳血管所見が類似する病態**

 a.　RCVS
 b.　びまん性動脈硬化性変化
 c.　血管内悪性リンパ腫
 d.　もやもや病
 e.　線維筋性形成異常症
 f.　放射線による血管症
 g.　癌性髄膜炎

**2. 全身性炎症性疾患**

 a.　結節性動脈炎
 b.　好酸球性多発血管炎性肉芽腫症
 c.　ベーチェット病
 d.　Cogan 病
 e.　多発血管炎性肉芽腫症
 f.　サルコイドーシス
 g.　低補体血症性血管炎

**3. 二次性に脳血管炎を起こす感染症**

 a.　細菌
  ・Streptococcus pneumonia
  ・Mycoplasma pneumonia
  ・結核

 b.　真菌
  ・アスペルギルス
  ・Actinomycosis
  ・カンジダ

 c.　ウイルス
  ・EB ウイルス
  ・サイトメガロウイルス
  ・水痘帯状疱疹ウイルス
  ・C 型肝炎ウイルス
  ・パルボウイルス B19
  ・エンテロウイルス
  ・ウエストナイルウイルス

 d.　スピロヘータ
  ・梅毒
  ・ボレリア

（Limaye K, et al.：Diagnosis and Treatment of Primary Central Nervous System Angiitis. Curr Treat Options Neurol 20：38, 2018[2]より引用，一部改変）

6　原発性中枢神経限局性血管炎

シクロホスファミドでも病勢が抑えられない場合やシクロホスファミドが禁忌の例にはリツキシマブやインフリキシマブ，エタネルセプト，トシリズマブなどの投与を検討してもよい[2,5,7]。

## 2. 維持療法

急性期治療を4〜6ヵ月程度行った後に維持療法に移行する。経口プレドニゾロンを漸減しつつ免疫抑制剤としてアザチオプリン（1〜2 mg/kg/日，or 100〜20 mg/日），メソトレキセート®（7.5〜20 mg/週），ミコフェノール酸モフェチル（1〜3 g/日）を導入する。治療期間は報告ではおおむね1〜2年間であるが病状に応じて治療は継続する[2,5〜7]。

## 3. 抗血栓療法

症状やMRIでは虚血性血管障害の病像を呈するために多くの症例で初期から抗血栓薬を導入されることが多い。抗血栓療法の明確な有効性は証明されていないが，出血に注意しながら抗血小板薬を使用するのは許容されると思われる[5]。

## 4. 血管拡張薬

病初期はRCVSとの鑑別が難しいためにRCVSの可能性も考慮してニカルジピン，ベラパミル，硫酸マグネシウムなどが使用されることもある。血圧や脈拍などに注意しつつ使用するのは許容されるであろう。RCVSが否定されれば使用する必要はない。

## 5 患者や家族に対する説明

脳の血管に炎症が起きていて，強力な治療なしには重篤な後遺症が残る可能性が高いため，治療薬での副作用に注意しながら治療を行う。適切な治療を行っていても予後が悪いことも多い疾患である。

### Reference

1) 日本脳卒中学会　脳卒中ガイドライン委員会：脳卒中治療ガイドライン2021. 協和企画，東京，2021
2) Limaye K, Samaniego EA, Adams HP Jr：Diagnosis and Treatment of Primary Central Nervous System Angiitis. Curr Treat Options Neurol **20**：38, 2018
3) Salvarani C, Brown RD Jr, Christianson TJ, et al.：Adult primary central

nervous system vasculitis treatment and course : analysis of one hundred sixty-three patients. Arthritis Rheumatol **67** : 1637-1645, 2015

4) Salvarani C, Brown RD Jr, Christianson T, et al. : An update of the Mayo Clinic cohort of patients with adult primary central nervous system vasculitis : description of 163 patients. Medicine（Baltimore）**94** : e738, 2015

5) Kraemer M and Berlit P : Primary central nervous system vasculitis - An update on diagnosis, differential diagnosis and treatment. J Neurol Sci **424** : 117422, 2021

6) Paul SA, Roy D, Mondal GP, et al. : Primary angiitis of central nervous system- A challenging diagnosis. J Neuroimmunol **366** : 577844, 2022

7) Beuker C, Strunk D, Rawal R, et al. : Primary Angiitis of the CNS : A Systematic Review and Meta-analysis. Neurol Neuroimmunol Neuroinflamm **8** : e1093, 2021

8) Salvarani C, Pipitone N, Hunder GC : Management of primary and secondary central nervous system vasculitis. Curr Opin Rheumatol **28** : 21-28, 2016

（太田　浄文）

# 7 脳静脈血栓症

## cerebral venous thrombosis

### 治療のポイント

- 血管内治療の有効性は今のところ証明されておらず，基本的には行わない。血管内治療をどのような症例に行うべきかは不明である。
- 急性期にはヘパリンを用いてその後に経口抗凝固薬に移行する。
- 直接作用型経口抗凝固薬（DOAC）の有効性はワルファリンとほぼ同等である。
- 抗リン脂質抗体症候群が原因の場合にはワルファリンを使用し DOAC は用いない。
- 治療期間は 3～12 ヵ月の抗凝固療法を継続するが原疾患によっては永続的な再発予防が必要である。

## 1 概説

　脳静脈血栓症は全脳卒中の 0.5～1％ の発症率で，若い女性に多く，約 80％が 50 歳以下，75％が女性である。発症率は 10 万人あたり 1～2 人/年と推測される[1]。運動障害や感覚障害のみならず頭痛，視野障害，意識障害，痙攣など多彩な症状を呈する。造影 CT や MR venography，血管造影などを用いての速やかな診断と同時に原因検索を行いつつ治療を開始する。適切な治療により完全回復することも多いが，適切な治療を行っても 10～15％は

寝たきりや死亡など予後不良となる[1,2]。

## 2 ガイドライン

脳卒中治療ガイドライン 2021 の記載を要約すると以下の通りである[3]。
・血栓溶解療法や血管内治療は十分な科学的根拠がない。
・急性期にはヘパリンを用いて治療し，その後にワルファリン内服へ移行し3ヵ月以上継続する。
・脳ヘルニアを呈する場合には減圧開頭術を行う。
・痙攣を起こした場合は抗痙攣薬を投与するが予防的投薬は行わない。

## 3 原因

脳静脈血栓症と診断したら必ず詳細な原因検索を行う。特に抗リン脂質抗体症候群は後述の維持療法の選択にかかわってくるので見逃さないように注意する。詳細な原因検索を行っても約20％程度は原因不明である。**表1**に脳静脈血栓症の原因を示す[4]。

## 4 治療

### 1. 原因疾患の治療

悪性腫瘍や血液疾患，炎症性疾患，薬剤性，ワクチン誘発性血栓症など脳静脈血栓症の原因疾患の治療や誘引除去が可能なものは速やかに対処する。

### 2. 急性期治療

診断後には速やかにヘパリン投与を開始する。ヘパリンは日常的に頻用される未分画ヘパリンが使われることが多く，活性化部分トロンボプラスチン時間（activated partial thromboplastin time：APTT）を前値の2倍程度に延長させるように用量を調整する。ヘパリンは未分画ヘパリンよりも低分子ヘパリンのほうが死亡率が低いことがわかっているため，低分子ヘパリンを使用してもよい[5,6]。低分子ヘパリンの利点は用量調整が不要であることであるが，保険適用がないのが欠点である。脳静脈血栓症では脳出血を合併していることが多いが出血合併例でも抗凝固療法の使用は可能である[7]。ただし出血病変が大きかったりヘパリン開始後に症状の増悪を伴う出血が起こった際にはヘパリンの容量調整が必要かもしれない。ヘパリンの使用期間は，多くの臨床試験で7〜14日程度継続してから維持療法に切り替えているた

**7 脳静脈血栓症**

## 表1 脳静脈血栓症のリスク・原因

**感染症**

髄膜炎
中耳炎
副鼻腔炎
頸部顔面感染症
全身感染症
COVID-19
AIDS

**遺伝性血栓性素因**

アンチトロンビン欠損症
Protein S 欠損症
Protein C 欠損症
活性化プロテイン C 抵抗性
Factor V Leiden 変異
プロトロンビン II G20210A 変異
MTHFR（C667T）
ファブリー病

**後天性血栓性素因**

妊娠
産褥
高ホモシステイン血症
貧血

**炎症性疾患・自己免疫性疾患**

抗リン脂質抗体症候群
全身性エリテマトーデス
ベーチェット病
血管炎
サルコイドーシス
炎症性腸疾患

**悪性腫瘍**

**血液疾患**

多血症
血小板減少性紫斑病

血小板増多症
白血病
鎌状赤血球症
発作性夜間ヘモグロビン尿症
ヘパリン起因性血小板減少症

**薬剤性**

経口避妊薬
経静脈的免疫グロブリン
ステロイド
アスパラギナーゼ
ホルモン補充療法
アンドロゲン
リチウム
コロナウィルスワクチン
スマトリプタン
違法薬物（覚せい剤など）
サリドマイド
ε-アミノカプロン酸

**機械的原因**

頭部外傷
経静脈カテーテル
腰椎穿刺
脳静脈洞損傷

**その他**

脱水
甲状腺中毒症
クッシング症候群
動静脈奇形
硬膜動静脈瘻
脳梗塞
脳出血
先天性心疾患
放射線治療後
高地

（星野晴彦：脳静脈血栓症の原因．分子脳血管病 9：375-384，2010[4]より，一部改変）

め[8~10]1~2週間使用し，症状や画像所見の悪化がない場合に維持療法へ切り替えるのが妥当である。

### 3. 血栓溶解療法，血管内治療

　経静脈的血栓溶解療法は，発症から超急性期に診断できることはほぼなく，かつ出血を合併しやすいことなどから施行されない。カテーテルを用いた血栓回収療法は，重症例に限定して抗凝固療法単独と血栓回収療法＋抗凝固療法の比較試験が行われたが，血栓回収療法の優位性は示されなかった[11]ため基本的には行わない。症例によっては血栓回収療法が有効な症例もあるのかもしれないが現時点ではどのような症例で有効であるかの条件は不明である。

### 4. 頭蓋内圧亢進症に対する対症療法

　脳静脈還流阻害により高度の頭蓋内圧亢進症を起こして頭痛や視神経障害をきたす。そのため特に視神経障害が進行する場合には濃グリセリンやD–マンニトール点滴，アセタゾラミド投与，あるいは腰椎穿刺による髄液排除，腰椎腹腔シャント，視神経鞘開窓術などを試みてもよい[12]。

### 5. 減圧開頭術

　脳静脈血栓症は高度脳浮腫を伴うこともある。脳ヘルニアを呈する症例に対して救命措置としての減圧開頭術を考慮してよいが，減圧開頭術まで必要な場合の予後は悪いことが多い[1]。

### 6. 維持療法

　ヘパリンを使用した急性期抗凝固療法後に長期の維持的な抗凝固療法を行う。基本的にはワルファリンを使用するが近年は直接作用型経口抗凝固薬（direct oral anticoagulant：DOAC）がワルファリンと同等の有効性を持つことが示されていてダビガトランとリバーロキサバンはRCTでワルファリンとほぼ同等の効果を示唆する結果が出ている[8~10]。簡便性を考慮すると維持療法はダビガトランやリバーロキサバンでも可能である。リバーロキサバン以外のXa阻害薬の効果はケースシリーズのみであるが作用機序や深部静脈血栓症での有効性を考えるとリバーロキサバン以外のDOACもおそらく有効である[10,13]。ただし血栓症の原因が抗リン脂質抗体症候群の場合にはDOACではなくワルファリンを使用して予防を行う[14~16]。悪性腫瘍関連血栓症を原因とする，脳静脈血栓症に関してもDOACの有効性が判明していないためワルファリンを使用する[17]。また脳静脈血栓症は妊婦に発症することもあ

る。妊婦に対するワルファリンは原則禁忌で DOAC も添付文書では有益性投与となっているものもあるが十分な臨床データは不足している。そのため妊婦への再発予防は APTT の値を確認してのヘパリン自己注射が無難である。

　維持療法の期間であるが，アメリカ心臓協会（American heart association：AHA）のガイドラインに準じて行うならば，妊娠，貧血，感染症などの一時的かつ是正可能な凝固異常が原因の場合には 3〜6 ヵ月，原因不明の場合には 6〜12 ヵ月，プロテイン C/S 欠損症やアンチトロンビン欠損症，抗リン脂質抗体症候群などの是正不可能な因子が原因の凝固異常の場合には永続的な抗凝固療法が必要となる[12]。

## 5 患者や家族に対する説明

　脳静脈血栓症は，脳周辺の静脈に血栓が生じ，結果として脳梗塞や脳出血を生じる病態である。悪性腫瘍や血液疾患，膠原病などの炎症性疾患，ワクチンや感染症など何らかの血栓を生じやすくする疾患が隠れていることが多く，その原因疾患を見つけて誘因を除去あるいは治療する必要がある。

　血栓に対しては，抗凝固薬の一つであるヘパリンを 1〜2 週間投与し，血栓が改善傾向にある場合には，経口抗凝固薬に切り替え対処する。しかしながら，動脈が閉塞する通常の脳梗塞と比較すると，脳静脈血栓症による脳梗塞は，出血や浮腫を強く伴っていることが多いため，抗凝固薬の調整や抗浮腫療法の併用が必要となる。

　経口抗凝固薬は，血栓の原因が判明した場合は半年程度，原因不明の場合には 1 年程度，凝固異常症など血栓形成の原因が是正不可能な場合には永続的に内服療法を行う。

### 📖 Reference

1) Alimohammadi A, Kim DJ, Field TS：Updates in Cerebral Venous Thrombosis. Curr Cardiol Rep **24**：43-50, 2022
2) Devasagayam S, Wyatt B, Leyden J, et al.：Cerebral Venous Sinus Thrombosis Incidence Is Higher Than Previously Thought：A Retrospective Population-Based Study. Stroke **47**：2180-2182, 2016
3) 日本脳卒中学会　脳卒中ガイドライン委員会：脳卒中治療ガイドライン 2021. 東京，協和企画，2021
4) 星野晴彦：脳静脈血栓症の原因．分子脳血管病 **9**：375-384，2010
5) Misra UK, Kalita J, Chandra S, et al.：Low molecular weight heparin versus unfractionated heparin in cerebral venous sinus thrombosis：a randomized controlled trial. Eur J Neurol **19**：1030-1036, 2012

6) Coutinho JM, Ferro JM, Canhão P, et al. : Unfractionated or low-molecular weight heparin for the treatment of cerebral venous thrombosis. Stroke **41** : 2575-2580, 2010

7) Stam J, de Bruijn SF, Deveber G : Anticoagulation for cerebral venous sinus thrombosis. Cochrane Database Syst Rev **202** : CD002005, 2002

8) Ferro JM, Coutinho JM, Dentali F, et al. : Safety and Efficacy of Dabigatran Etexilate vs Dose-Adjusted Warfarin in Patients With Cerebral Venous Thrombosis : A Randomized Clinical Trial. JAMA Neurol **76** : 1457-1465, 2019

9) Maqsood M, Imran Hasan Khan M, Yameen M, et al. : Use of oral rivaroxaban in cerebral venous thrombosis. J Drug Assess **10** : 1-6, 2021

10) Yaghi S, Saldanha IJ, Misquith C, et al. : Direct Oral Anticoagulants Versus Vitamin K Antagonists in Cerebral Venous Thrombosis : A Systematic Review and Meta-Analysis. Stroke **53** : 3014-3024, 2022

11) Coutinho JM, Zuurbier SM, Bousser MG, et al. : Effect of Endovascular Treatment With Medical Management vs Standard Care on Severe Cerebral Venous Thrombosis : The TO-ACT Randomized Clinical Trial. JAMA Neurol **77** : 966-973, 2020

12) Saposnik G, Barinagarrementeria F, Brown RD Jr, et al. : Diagnosis and management of cerebral venous thrombosis : a statement for healthcare professionals from the American Heart Association/American Stroke Association. Stroke **42** : 1158-1192, 2011

13) Yaghi S, Shu L, Bakradze E, et al. : Direct Oral Anticoagulants Versus Warfarin in the Treatment of Cerebral Venous Thrombosis (ACTION-CVT) : A Multicenter International Study. Stroke **53** : 728-738, 2022

14) Pengo V, Denas G, Zoppellaro G, et al. : Rivaroxaban vs warfarin in high-risk patients with antiphospholipid syndrome. Blood **132** : 1365-1371, 2018

15) Sato T, Nakamura H, Fujieda Y, et al. : Factor Xa inhibitors for preventing recurrent thrombosis in patients with antiphospholipid syndrome : a longitudinal cohort study. Lupus **28** : 1577-1582, 2019

16) Malec K, Broniatowska E, Undas A : Direct oral anticoagulants in patients with antiphospholipid syndrome : a cohort study. Lupus **29** : 37-44, 2020

17) Logothetis CN and Pizanis C : Cerebral Venous Thrombosis in the Setting of Malignancy : Case Report and Review of the Literature. Case Rep Hematol **2020** : 8849252, 2020

（太田　浄文，石橋　哲）

# 8 脳小血管病

## cerebral small vessel disease

### 治療のポイント

- 脳小血管病の診断は MRI を用いることにより容易であるが，病型分類を正確に行う必要がある。
- 血圧コントロール，生活指導をしっかりと行う。
- 虚血病態が主体の場合には，出血リスクを慎重に評価したうえでシロスタゾールの投与を行う。
- 炎症性あるいは自己免疫性の病態を合併しているときには免疫療法を行う。

## 1 概説

　脳小血管病は，従来の Binswanger 病，ラクナ梗塞など白質の病態から，小血管と微小循環障害の病態へシフトさせた概念である。小動脈，細動脈，毛細血管，小静脈といった脳内の細い血管の異常によって引き起こされる脳卒中で，主には大脳白質やテント下，皮質下に梗塞や出血を生じる。

　責任血管は小血管であることから，病変サイズは通常小型であり，無症候性のことも多いが，病変部位あるいは病変が増加すること，脳出血の発症により，認知機能障害，うつ症状などの精神症状，筋力低下，感覚障害，パーキンソン症状などをきたす。

小血管が原因となる病態を包括しているため，無症候性白質病変やラクナ梗塞から脳アミロイド血管症，血管炎を引き起こす自己免疫性疾患など原因疾患はさまざまであるが，大部分は細動脈硬化症（高血圧性脳小血管病）および脳アミロイド血管症の 2 病型である。

# 2 ガイドライン

脳卒中治療ガイドライン 2021 の記載を簡条書きにすると，以下の通りである[1]。

## 1. 無症候性病変
・無症候性病変の場合は，通常より積極的な降圧療法を考慮する。
・大脳白質病変を有する症例において，通常より積極的に降圧療法，スタチン投与，運動療法を考慮する。
・無症候性脳出血および脳微小出血に対して症候性脳出血発症予防のため降圧療法を行う。
・無症候性脳出血または脳微小出血を伴う虚血性脳卒中は，出血リスクと脳梗塞再発リスクを十分に検討したうえで，抗血小板療法ないし抗凝固療法を控えることを考慮してもよい。
・脳微小出血を伴う脳梗塞急性期症例に，血栓溶解療法や機械的血栓回収療法を行うことは妥当である。

## 2. 脳アミロイド血管症
・脳アミロイド血管症に関連する脳出血に対して，血腫吸引術を考慮してもよい。
・脳アミロイド血管症が疑われ，高血圧を呈する患者に対して降圧療法を行うことは妥当である。
・脳葉型脳出血の既往があり，脳アミロイド血管症が強く示唆される場合，抗血栓療法を行わない選択を考慮してもよく，一方で，合併する虚血性心血管イベントの発症リスクが著しく高ければ，脳出血のリスクが増加する可能性を十分に検討したうえで，抗凝固療法や抗血小板療法を考慮してもよい。
・主に亜急性白質脳症の病像を呈する脳アミロイド血管症関連血管炎あるいは炎症では，免疫抑制剤投与が妥当である。

## 3 診断

　受診のきっかけとしては，脳ドッグにより偶発的に少数の無症候性病変が発見される場合，病変増加の結果として認知機能障害や歩行障害の進行が見られる場合，また，突然の筋力低下や感覚障害などをきたし，急性期脳卒中として発症する場合などさまざまである。

　脳小血管病が疑われた場合には，通常の診察や心血管危険因子や炎症性疾患の問診，凝固能や炎症所見を含めた血液検査などを行うが，特に脳MRIの所見が重要であり，診断には必須である。

　虚血性の変化としては，小型で皮質下に見られる急性期小梗塞，慢性期のものとして陳旧性ラクナ梗塞や，白質の高信号病変，皮質微小梗塞が見られる。急性あるいは陳旧性病変の脳梗塞の場合には病変数は問わないが，一つひとつの病変はラクナ梗塞であるため，長径20 mm以下の病変で，病変に対応する主幹動脈の50％以上の狭窄を呈するアテローム性病変や，脳梗塞の心原性危険因子が見られないことを確認する必要がある。

　出血性の病変としては，急性期病変として，高血圧性の脳出血や脳葉型脳出血，円蓋部くも膜下出血が，慢性期のものとしては，脳微小出血や円蓋部くも膜下出血の陳旧性変化が皮質型脳表ヘモジデリン沈着として検出される。

　その他，血管周囲腔の拡大も脳小血管病ではよく見られ，進行期には脳萎縮も認められる。

　これらの変化を確実に捉えるために，MRIは通常のT1強調画像，T2強調画像，FLAIR画像，頭蓋内磁気共鳴血管撮影（magnetic resonance angiography：MRA）とともに，急性期病変を検出する拡散強調画像，脳微小出血や皮質型脳表ヘモジデリン沈着を鋭敏に捉えるT2\*強調画像あるいはsusceptibility-weighted imaging（磁化率強調画像）を取得する。

　これら画像所見の定義は，STandards for ReportIng Vascular changes on nEuroimaging（STRIVE）として取りまとめられているため，そちらを参照されたい[2,3]。

## 4 背景疾患

　Pantoniが提唱した，6型に分類することが多い（**表1**）[4]。特に脳小血管病の大部分を占める，I型（細動脈硬化症）とII型（脳アミロイド血管症）の病型に関しては，T2\*強調画像あるいはSWIで検出される脳微小出血の分布により区別する。脳深部および脳幹や小脳などテント下病変は，（脳葉脳微小出血との混合型も含む）は高血圧に関連するI型を，多発する脳葉限局性脳

表1 脳小血管病の病型分類

|  | 病態 | 備考 |
|---|---|---|
| Ⅰ型 | 細動脈硬化症（高血圧性脳小血管病） | フィブリノイド壊死，脂肪硝子変性，微小粥腫，微小動脈瘤，分節性動脈中膜融解が，病理学的に認められる |
| Ⅱ型 | 脳アミロイド血管症 | 孤発性および遺伝性 |
| Ⅲ型 | 遺伝性脳小血管病（脳アミロイド血管症以外） | CADASIL，CARASIL，MELAS，ファブリー病，COL4A1 あるいは COL4A2 変異関連血管症，TREX1 遺伝子変異関連血管症など |
| Ⅳ型 | 炎症性，免疫介在性小血管病 | 原発性中枢神経系血管炎，多発血管炎性肉芽腫症（ウェゲナー肉芽腫症），好酸球性多発血管炎性肉芽腫症（チャーグ・ストラウス症候群），顕微鏡的多発血管炎，Sneddon 症候群，クリオグロブリン血症性血管炎，全身性エリテマトーデスに伴う中枢神経系血管炎など |
| Ⅴ型 | 静脈性膠原線維症（venous collagenous） | ― |
| Ⅵ型 | その他 | 放射線誘発性血管障害など |

CADASIL：cerebral autosomal dominant arteriopathy with subcortical infarcts and leukoencephalopathy，CARASIL：cerebral autosomal recessive arteriopathy with subcortical infarcts and leukoencephalopathy，MELAS：mitochondrial encephalopathy, lactic acidosis, stroke-like episodes
（Pantoni L：Lancet Neurol 9：689-701, 2010[4]より改変のうえ引用）

微小出血はⅡ型を示唆する。また，脳葉型出血，円蓋部くも膜下出血，皮質型脳表ヘモジデリン沈着，血管周囲腔の拡大もⅡ型でよく見られる所見である[5]。

遺伝性脳小血管病の特徴は，その原因遺伝子によりさまざまな特徴があり，詳述は割愛するが，正確な診断のためにそれぞれの遺伝性疾患の特徴を理解する必要がある。白質高信号病変に加え，ラクナ梗塞や脳微小出血が多発する脳小血管病を有し，若年性の場合，あるいは親族に若年性脳血管障害が多く見られる場合には特に遺伝性脳小血管病を疑う。さらに，cerebral autosomal dominant arteriopathy with subcortical infarcts and leukoencephalopathy（CADASIL）を疑う片頭痛や前側頭極の白質病変，cerebral autosomal recessive arteriopathy with subcortical infarcts and leukoencephalopathy（CARASIL）を疑う腰痛や変形性脊椎症，禿頭，Fabry 病を疑う被角血管腫などの皮膚病変や角膜病変，腎機能障害，椎骨動脈の拡張などの有無を積極的に問診，検索し，疑われた場合には遺伝性脳小血管病の遺伝子や Fabry

病診断のため，α-ガラクトシダーゼ活性の測定を行う[6]。

## 5 治療

脳小血管病の大部分を占める，Ⅰ型（細動脈硬化症）とⅡ型（脳アミロイド血管症）に対しては，虚血病変であっても出血病変であっても降圧療法がもっとも重要である。特に高血圧性脳小血管病とも呼ばれるⅠ型の病変増加の最大の危険因子は高血圧である[7]。Systolic Blood Pressure Intervention Trial（SPRINT）の結果では，収縮期血圧 120 mmHg 未満の厳格管理は，140 mmHg 未満の通常管理と比べて，大脳白質病変の進行を優位に抑えたことから[8]，脳小血管病の目標血圧は，強い主幹動脈の狭窄を伴う動脈硬化病変や起立性低血圧などの合併がない場合には，収縮期血圧 120 mmHg 未満を目標とすべきと考えられる。その他，スタチン内服，禁煙や運動，良好な睡眠，健康的な食事など，通常の心血管系危険因子を予防する生活習慣指導は脳小血管病の進展予防に重要である[9]。

脳微小出血がある場合には抗血栓療法を行うと脳出血のリスクが高まる[10]。しかしながら急性期脳梗塞発症時には，10 個未満の脳微小出血であれば，血栓溶解療法や機械的血栓回収療法による脳出血増加を示した報告はなく施行可能である。11 個を超える脳微小出血を持つ症例では，組織型プラスミノーゲン活性化因子（tissue-type plasminogen activator：t-PA）による経静脈的血栓溶解療法による症候性脳出血合併の割合が優位に増加したことから[11]，さらに 80 歳以上，National Institutes of Health Stroke Scale（NIHSS）15 点以上の重症例，発症から 150 分以上経過しているなど出血のリスクをさらに高める因子を保持している場合には，私見では機械的血栓回収療法を優先するべきと考える。

Ⅰ型による症候性ラクナ梗塞の 2 次予防は，抗血小板薬，特に Cilostazol Stroke Prevention Study Ⅱ（CSPSⅡ）の結果からは出血合併症の少ないシロスタゾールを優先する[12]。また，心原性脳塞栓症や心房細動合併例の抗凝固療法は，同様に出血合併症の少ないワルファリンよりも直接作用経口抗凝固薬（direct oral anticoagulant：DOAC）を行うべきである[13]。

Ⅱ型では，Ⅰ型よりも脳出血のリスクが高く，特に画像所見でリスクが高い場合には，長期間の抗血栓療法は避けるべきである[14]。しかしながら，高齢者も多く，脳梗塞や虚血性心疾患，心房細動など抗血栓薬投与が必要な症例も多い。ガイドラインに準じた脳梗塞や虚血性心疾患に対する抗血小板療法や，心房細動に対する抗凝固療法は使用せざるをえないと考える。一方で，降圧を厳重に行う，抗血小板薬 2 剤併用療法（dual anti-platelet therapy：

DAPT）ではなく抗血小板薬単剤療法（single anti-platelet therapy：SAPT）にする，抗凝固療法の代わりに心房細動に対するカテーテルアブレーション療法や左心耳閉鎖術を選択するなど，可能な限り抗血栓療法を最小化する手段を目指すべきである。

　また，時に脳アミロイド血管症が炎症を引き起こすことがあり，炎症性アミロイド血管症と呼ばれる[15]。亜急性進行性の認知機能障害，意識障害，痙攣などが出現する場合には，炎症の有無を確認する必要がある。生検が必要な場合もあり，確定診断は容易ではないが，造影 MRI による軟膜の造影効果，大脳白質への浸潤影の有無を確認，また，髄液のアミロイド β 抗体の測定を行い，炎症病態が疑われれば免疫療法を行う[15]。

## 6 患者や家族に対する説明

　脳小血管病は，多くは高血圧あるいはアミロイド血管症によって脳内の細い血管の閉塞や出血などにより，脳の機能不全が生じる病態である。病変サイズは小さいことも多いが，適切な治療を行わないと徐々に病態が進行，あるいは病変数が増加して，認知機能障害や歩行障害などが悪化する。なかには遺伝子異常による病態，つまり遺伝性脳小血管病も知られているため，家族歴や病歴も重要であり，MRI の特徴からどのタイプの脳小血管病であるのか，明確にする必要がある。

　脳梗塞と脳出血，相反する病態双方の発症危険性が増加することから治療を非常に困難にしている。例えば，脳梗塞を発症した場合には，通常の脳梗塞では抗血栓療法を行うが，脳小血管病では脳出血発症のリスクも高い病態であることから，抗血栓療法の合併症として脳出血を発症することもあり，できるだけ出血の危険性の少ない抗血栓薬を使うか，場合によっては，抗血栓薬を使用できないこともある。

　脳梗塞，脳出血ともに，まずは血圧のコントロールや，血管病変を少なくするため減塩や低脂肪食，運動療法など生活習慣の改善が必要である。

### 📖 Reference

1）日本脳卒中学会　脳卒中ガイドライン委員会：脳卒中治療ガイドライン 2021. 協和企画，東京，2021

2）Wardlaw JM, Smith EE, Biessels GJ, et al.：Neuroimaging standards for research into small vessel disease and its contribution to ageing and neurodegeneration. Lancet Neurol **12**：822-838, 2013

3）Duering M, Biessels GJ, Brodtmann A, et al.：Neuroimaging standards for research into small vessel disease-advances since 2013. Lancet Neurol **22**：602-618, 2023

4）Pantoni L：Cerebral small vessel disease：from pathogenesis and clinical characteristics to therapeutic challenges. Lancet Neurol **9**：689-701, 2010

5）Greenberg SM and Charidimou A：Diagnosis of Cerebral Amyloid Angiopathy：Evolution of the Boston Criteria. Stroke **49**：491-497, 2018

6）Meschia JF, Worrall BB, Elahi FM, et al.：Management of Inherited CNS Small Vessel Diseases：The CADASIL Example：A Scientific Statement From the American Heart Association. Stroke **54**：e452-e464, 2023

7）Shinohara Y, Tohgi H, Hirai S, et al.：Effect of the Ca antagonist nilvadipine on stroke occurrence or recurrence and extension of asymptomatic cerebral infarction in hypertensive patients with or without history of stroke（PICA Study）. 1. Design and results at enrollment. Cerebrovasc Dis **24**：202-209, 2007

8）SPRINT MIND Investigators for the SPRINT Research Group：Association of Intensive vs Standard Blood Pressure Control With Cerebral White Matter Lesions. JAMA **322**：524-534, 2019

9）Wardlaw JM, Smith C, Dichgans M：Small vessel disease：mechanisms and clinical implications. Lancet Neurol **18**：684-696, 2019

10）Best JG, Jesuthasan A, Werring DJ：Cerebral small vessel disease and intracranial bleeding risk：Prognostic and practical significance. Int J Stroke **18**：44-52, 2023

11）Charidimou A, Turc G, Oppenheim C, et al.：Microbleeds, Cerebral Hemorrhage, and Functional Outcome After Stroke Thrombolysis. Stroke **48**：2084-2090, 2017

12）Shinohara Y, Katayama Y, Uchiyama S, et al.：Cilostazol for prevention of secondary stroke （CSPS 2）：an aspirin-controlled, double-blind, randomised non-inferiority trial. Lancet Neurol **9**：959-968, 2010

13）Yokoyama M, Mizuma A, Terao T, et al.：Effectiveness of Nonvitamin K Antagonist Oral Anticoagulants and Warfarin for Preventing Further Cerebral Microbleeds in Acute Ischemic Stroke Patients with Nonvalvular Atrial Fibrillation and At Least One Microbleed：CMB-NOW Multisite Pilot Trial. J Stroke Cerebrovasc Dis **28**：1918-1925, 2019

14）Kozberg MG, Perosa V, Gurol ME, et al.：A practical approach to the management of cerebral amyloid angiopathy. Int J Stroke **16**：356-369, 2021

15）de Souza A and Tasker K：Inflammatory Cerebral Amyloid Angiopathy：A Broad Clinical Spectrum. J Clin Neurol **19**：230-241, 2023

（石橋　哲）

# 9 髄膜炎

meningitis

## 治療のポイント

- 治療開始前に見逃しがないようになるべく広く検査の網を張っておく。
- 原因の特定が進んでいるか否かや，患者の状態に応じて初期治療を選択する。
- 初期検査の結果により，抗真菌薬・抗結核薬・抗ウイルス薬・抗生剤の追加や中止を行い，適宜治療法を変更する。

## 1 概説

　髄膜炎の原因は主に細菌，ウイルス，真菌，結核である。ほかには頻度は低いが原虫や自己免疫性，癌，薬剤性などが挙げられる。一般的に治療で念頭に置くべきは細菌，ウイルス，真菌，結核である。それぞれの原因菌に対する検査や治療に関しては各種のガイドラインに詳しく記載があるが，実臨床においては最初から原因が判明していることはないため原因検索と治療とを同時並行に進行させる。その実臨床の場面に即して初期検査に何を提出するかや，初期治療をどこまで行うかを髄膜炎全体で包括的に述べているものはない。本項では実臨床に即して何の検査を提出して治療をどのように進めていくかを解説する。

9　髄膜炎

## 2　ガイドライン

　細菌性髄膜炎，結核性髄膜炎，真菌性髄膜炎に関しては詳しく検査と治療に関して記載がある[1~3]。ウイルス性髄膜炎を含めた無菌性髄膜炎に関してのガイドラインはない。髄膜炎全体を包括して記載されているガイドラインもない。

## 3　治療前検査

　髄膜炎の原因は稀な場合を除いてほとんどが何らかの微生物による感染症であるので原因微生物の追及がもっとも重要である。結果的に無駄になってもよいので，初期検査で見逃しがなるべくないように検査を進めることが重要である。それぞれの検査の感度特異度の解説については各種のガイドラインに詳細に記述されているので，ここでは初期に提出すべき検査を網羅的に挙げる。万が一に備えて見逃しがないようにするには下記のすべての検査を初期に出してよいであろう。

　2022 年 10 月より FilmArray® 髄膜炎・脳炎パネルが保険適用になった。本項では FilmArray® 保険適用前の状況も踏まえて述べているが，今後はまずは FilmArray® を行ってその結果が原因微生物検出の議論の前提となると思われる。

### 1.　培養検査
　血液，髄液培養は必ず提出する。可能なら尿培養，肺炎があれば喀痰培養も提出する。髄液検査は結核菌塗抹，結核菌培養，結核菌 PCR 検査も必要である。

### 2.　髄液検査
　細胞数，蛋白，糖，adenosine deaminase（ADA），髄液肺炎球菌抗原，クリプトコッカス抗原，herpes simplex virus（HSV）-DNA PCR（定量），varicella zoster virus（VZV）-DNA PCR（定量）。

### 3.　血液検査
　血算，生化学，凝固に加えてプロカルシトニン，$\beta$-D グルカン，血液クリプトコッカス抗原，カンジダ抗原，アスペルギルス抗原，T-SPOT（またはクオンティフェロン），HSV 抗体（IgG, IgM），VZV 抗体（IgG, IgM），同意が得られれば HIV 抗体。

感染・炎症性疾患

### 4. 尿検査

尿定性，尿中肺炎球菌抗原。

### 5. 検体保存

血清と髄液は数本に分注して凍結保存しておく。

### 6. 画像検査

頭部 MRI（可能なら造影 MRI を撮像する。T1WI Gd 造影に加えて FLAIR Gd 造影も撮影），症例によっては他部位の感染巣検索に全身 CT も考慮する。

### 7. FilmArray® 髄膜炎・脳炎パネル

2022 年 10 月に FilmArray® 髄膜炎・脳炎パネルが保険承認された。この検査により髄膜炎・脳炎の診療が劇的に変わると予測される。わずか 0.2 mL の髄液を用いて nested PCR を行い，細菌（Escherichia coli K1, haemophilus influenzae, Listeria monocytogenes, Neisseria meningitidis, streptococcus agalactiae, streptococcus pneumoniae），ウイルス（cytomegalovirus（CMV），human herpesvirus 6, human parechovirus, VZV, enterovirus, HSV-1, HSV-2），真菌（cryptococcus neoformans/gattii）の検出が即日，1 時間程度で可能になる検査である。検査機器が院内にあれば結果は即日判明する。院内になくても外注検査会社へ提出可能である。感度特異度も高く[4]，FilmArray® で陽性であればほぼ確定と言ってよい。髄膜炎・脳炎が疑われる患者には全例に測定すべき検査である。注意すべきは結核菌が検査項目に入っていないこと，上記の微生物以外は検査できないので必ず培養検査，その他のウイルス PCR，真菌の抗原検査などを臨床状況に応じて追加検査すべきである。

## 4 実際の治療例

検査を提出しつつ同時並行で治療を始めることになる。髄膜炎の原因が不明な段階での治療開始に際して，もっとも頻度が高いウイルス性髄膜炎に対して抗ウイルス薬を開始することは異論が少ないと思う。抗生剤に関しては何を使うかは議論があるが，抗生剤の使用そのものは一般的に許容されるだろう。問題になるのは抗結核薬や抗真菌薬を最初から開始するか否かである。すべての患者に抗ウイルス薬，抗生剤，抗真菌薬，抗結核薬をすべて投与するのは薬剤による副作用を考慮すると治療が過剰と考えられるため下記のように症例を分類して治療を行う。

9 髄膜炎

## 1. 最初から原因をほぼ特定しており，特定の治療のみでよい場合

　髄膜炎の治療は当初は髄液検査がされておらず不明熱として脳神経内科，脳神経外科，感染症科など専門の科ではなく他の診療科で髄液検査以外の検査が進んでいることもある。よってそれらの結果から原因を絞ることができることがある。

● 抗ウイルス薬単独で治療してよい場合

　HSVや水痘・帯状疱疹ウイルスに特徴的な皮疹がある場合。帯状疱疹では水疱からの抗原検査を行うことが望ましい。水疱からの抗原検査は外注キットがあり，説明書を読みながらやれば皮膚科医でなくても容易である。

● 抗生剤単独で治療してよい場合

　血液培養陽性が判明している場合，肺炎があり尿中肺炎球菌抗原陽性の場合。ただし，尿中肺炎球菌抗原は肺炎球菌ワクチンを打って5日以内は偽陽性があるので注意する。

● 抗真菌薬単独で治療してよい場合

　血液または髄液クリプトコッカス抗原陽性が判明している場合，髄液墨汁染色陽性の場合，血液 $\beta$–D グルカン陽性が判明している場合。$\beta$–D グルカン陽性の場合にはクリプトコッカス感染は否定的でカンジダやアスペルギルス感染を考慮して抗真菌薬を選択する。

● 抗結核薬単独で治療してよい場合

　最初から抗結核薬単独で治療することはほぼない。

## 2. 原因がわかっていない場合の初期治療

● パターン①抗ウイルス薬単独で治療開始してよい場合

　条件：患者が免疫抑制状態にない，CRP が 10.0 mg/dL 以下，プロカルシトニンが 10.2 ng/mL 以下，髄液糖の低下（血糖の 1/2 以下）がない。この条件をすべて満たせば抗ウイルス薬単独で治療する。

　処方例：アシクロビル点滴（アシクロビル 10 mg/kg（実際には 1 回 500 mg を使用することが多い），1 日 3 回，腎機能によって用量調整が必要）

● パターン②抗ウイルス薬と抗生剤で治療開始

　条件：患者が免疫抑制状態にない，CRP 10.0 mg/dL 以上またはプロカルシトニン 10.2 ng/mL 以上，または髄液糖が血糖値の 1/2 以下である。この場合にはアシクロビルに加えて抗生剤を使用する。

　処方例：アシクロビル点滴（アシクロビル 10 mg/kg（実際には 1 回 500 mg を使用することが多い），1 日 3 回，腎機能によって用量調整が必要），セフトリアキソン 1 回 2 g, 1 日 2 回（またはメロペネム 1 回 2 g，1 日 3 回）＋バンコマイシン 1 回 1 g, 1 日 2 回

● パターン③抗ウイルス薬，抗生剤，抗真菌薬，抗結核薬すべてで治療開始
条件：患者が免疫抑制状態にある，または臨床症状が重篤（注）である。
処方例：上記のパターン②に加えて，
抗結核薬4種類（イソニアジド1回300 mg 1日3回，リファンピシン1回600 mg（体重50 kg未満は1回450 mg）1日1回朝食前，ピラジナミド1回1.0 g（体重50 kg未満は1回0.75 g）1日2回，エタンブトール1回15 mg/kg1日1回，イソニアジド内服時は末梢神経障害予防のためピリドキサール1回10 mg 1日3回内服を追加）＋フルコナゾール400 mg（真菌が原因と判明すればフルコナゾールをアムホテリシンB＋フルシトシン（5-FC）に変更も検討する）。

**注** 臨床症状が重篤である場合とは，意識障害や痙攣がある，ショック状態である，髄液細胞数や髄液蛋白が著増している，造影MRIで造影増強効果が広範であるなどの場合を指す。

## 5 初期治療開始後の変更

治療開始前に提出した検査結果をもとに治療を適宜変更していく。

### 1. 治療を追加する
● 抗真菌薬を追加する条件
血液または髄液クリプトコッカス抗原陽性，β-Dグルカン陽性の場合。
● 抗結核薬を追加する条件
T-SPOT陽性の場合，髄液ADA 8 IU/L以上の場合。
● 抗ウイルス薬や抗生剤で治療している状況で抗真菌薬と抗結核薬を同時に追加する条件
抗ウイルス薬と抗生剤での初期治療にもかかわらず患者の状態が悪化している場合。

### 2. 治療を減らす
● 抗ウイルス薬を中止する条件
髄液ウイルスPCR陰性かつ他の原因が疑わしい場合は治療中止。
● 抗生剤を中止する条件
血液培養，髄液培養ともに陰性（治療開始前に抗生剤が投与されてないことが条件）かつ尿と髄液の肺炎球菌抗原陰性に加えて，細菌以外が疑わしい場合は治療中止。

### 9 髄膜炎

- ● 抗結核薬を中止する条件

  T-SPOT 陰性，髄液 ADA 4 IU/L 以下，結核菌 PCR 陰性がそろえば治療中止。

- ● 抗真菌薬を中止する条件

  血液，髄液クリプトコッカス抗原陰性，$\beta$-D グルカン陰性（可能なら髄液 $\beta$-D グルカン陰性も確認），アスペルギルス抗原陰性，カンジダ抗原陰性がそろえば治療中止。

## 6 ステロイド投与について

　細菌性髄膜炎および結核性髄膜炎においてステロイドの使用は予後の改善に寄与することがわかっている[1,3]が，ウイルス性髄膜炎ではステロイドによるメリットは少ないと考えられる。ただし髄膜炎ではなく脳炎，特にヘルペス脳炎においてはステロイド併用が予後を改善することが示唆されている[5,6]。真菌性髄膜炎においては結論が出ていないが，クリプトコッカス感染では予後改善効果を示唆する症例報告もある[7,8]。以上のことから上記のウイルス性髄膜炎（ウイルス性脳炎を合併していない）の可能性が高い場合以外には，初期治療開始時においてはステロイドを使用することは許容されると思われる。ステロイドの種類は細菌性髄膜炎に準じてデキサメタゾン 1 回 0.15 mg/kg で開始して細菌性髄膜炎の可能性が高ければ 1 日 4 回，細菌性髄膜炎以外の可能性が高ければデキサメタゾン 1 日 1 回で開始。結核性であることが判明すればデキサメタゾン 0.3～0.4 mg/kg/日（またはプレドニゾロン 60 mg/日）を投与開始，2 週ごとに漸減して 8 週で終了。ウイルス性や真菌性の場合には 1～2 週で漸減中止とする。

## 7 対処療法について

　頭痛，吐き気，発熱が主たる症状で患者にとっては苦痛が強い。アセトアミノフェンやドンペリドンなどは安全性が高いので積極的に使用可能である。頭痛は炎症による髄膜刺激徴候と髄液圧上昇が原因である。髄液圧上昇による頭痛や吐き気の場合には腰椎穿刺を行うことで改善することがある。初回の髄液圧が高い場合には経過中に数回髄液を採取することで改善することがある。脳圧を下げる目的でグリセオール® も使用してよい。

## 8 初期検査のいずれでも原因が判明しない場合

　原因不明の髄膜炎のほとんどがウイルス性であり対処療法のみで徐々に改善していく。しかし，各種治療にもかかわらず患者の状態に改善がないようなら，治療可能性のある Epstein-Barr virus（EBV）と CMV の PCR を保存髄液から提出してみる。それら以外のウイルスが原因の場合には，特異的な治療がないことや膨大な数のウイルスを検査せねばならず現実的ではない。ほかには自己免疫性髄膜炎や癌性髄膜炎などの可能性もあるため各種検査を行い，鑑別しなければならない。

## 9 患者や家族に対する説明

　ウイルス性髄膜炎であれば頭痛や吐き気などの症状はつらいが，徐々に改善して予後が良いことが多いので，改善するまでは対処療法で乗り切ることを説明する。細菌性髄膜炎では最良の治療を行っても死亡や寝たきりになることがあり，全体では死亡率 15～35％，後遺症率 10～30％であることを説明する。結核性髄膜炎の場合には初期治療開始後に症状の増悪がありうること，20～30％で後遺症を残し，10～50％で死亡すること，1 年程度の長期の治療が必要なこと，治療薬による視神経障害や肝障害，腎障害などに注意が必要なことを説明する。クリプトコッカス髄膜炎では治療は半年から 1 年程度の長期に及ぶこと，髄液圧上昇による水頭症や視力低下などの合併症が起こりうること，死亡率が 10％程度であることを説明する。

### 📖 Reference

1) 日本神経学会，日本神経治療学会，日本神経感染症学会：細菌性髄膜炎診療ガイドライン 2014. 南江堂，東京，2015
2) 深在性真菌症のガイドライン作成委員会：深在性真菌症の診断・治療ガイドライン 2014. 協和企画，東京，2014
3) 日本神経治療学会治療指針作成委員会：標準的神経治療：結核性髄膜炎. 神経治療学 **32**：513-532, 2015
4) Leber AL, Everhart K, Balada-Llasat JM, et al.：Multicenter Evaluation of BioFire FilmArray Meningitis/Encephalitis Panel for Detection of Bacteria, Viruses, and Yeast in Cerebrospinal Fluid Specimens. J Clin Microbiol **54**：2251-2261, 2016
5) 日本神経感染症学会，日本神経学会，日本神経治療学会：単純ヘルペス脳炎診療ガイドライン 2017. 南江堂，東京，2017
6) Kamei S, Sekizawa T, Shiota H, et al.：Evaluation of combination therapy using aciclovir and corticosteroid in adult patients with herpes simplex

virus encephalitis. J Neurol Neurosurg Psychiatry **76**：1544-1549, 2005
7) Takahashi Y, Morimoto N, Takamiya M, et al.：Successful treatment with corticosteroids for refractory deterioration of cryptococcal meningitis with an increasing cryptococcal antigen titer. J Clin Neurosci **72**：455-457, 2020
8) Anjum S, Dean O, Kosa P, et al.：Outcomes in Previously Healthy Cryptococcal Meningoencephalitis Patients Treated With Pulse Taper Corticosteroids for Post-infectious Inflammatory Syndrome. Clin Infect Dis **73**：e2789-e2798, 2021

（太田　浄文）

# 10 脳炎

encephalitis

## 治療のポイント

- 治療開始前に検体を提出し，可能な限り病原微生物を特定するように努める。
- アシクロビル耐性ヘルペスウイルスが存在することに留意し，必要に応じて抗ウイルス薬を変更する。
- 自己免疫性脳炎の存在も念頭に置いて，治療前に十分に髄液，血清を凍結保存しておき必要に応じて追加検査を行う。

## 1 概説

　脳炎の原因病原体はウイルス性がもっとも多く，その中でも herpes simplex virus（HSV）と varicella zoster virus（VZV）が多い。他の稀な原因としては Epstein–Barr virus（EBV），cytomegalovirus（CMV），日本脳炎ウイルス，麻疹ウイルスなども原因となるが原因病原体が不明の場合も多い。他の重要な原因としては自己免疫性が挙げられる。具体的には N–methyl–D–aspartate（NMDA）受容体脳炎，抗 leucine–rich glioma inactivate 1（LGI1）抗体脳炎，その他の傍腫瘍性脳炎，myelin oligodendrocyte glycoprotein（MOG）抗体関連疾患などである。治療戦略としては最初の検査で広く病原体を調べ，かつ髄液と血清を十分に保存して抗ウイルス薬とステロイド治療

10　脳炎

を開始する。初期検査の結果や治療反応性に応じて検査を追加していくことになる。

## 2 治療前検査

髄膜炎の治療前検査（p.65）と同じ項目に加えて CMV, EBV, human herpes-virus 6（HHV-6）の髄液 PCR, 血液抗体価を提出しておく。頭部単純と造影 MRI は禁忌がない限りは必須である。

## 3 実際の治療例

まずはもっとも頻度の高い単純ヘルペス脳炎を想定して治療を開始する。アシクロビル投与に加えてステロイドを使用する。ステロイドの使用量は Kamei らの報告[1]に従ってプレドニゾロン換算で 60 mg（40〜96 mg）/日程度でよいと思われる。重篤であればステロイドパルスも検討される。

・アシクロビル点滴（アシクロビル 10 mg/kg（実際には 1 回 500 mg を使用することが多い），1 日 3 回，腎機能によって用量調整が必要）
・水溶性プレドニン®注射 30 mg, 1 日 1 回またはデカドロン®注射 6.6 mg, 1 日 1 回

## 4 検査の追加

ヘルペスウイルスは 2 度の髄液 PCR 陰性を確認すべきであり，治療前と治療開始 2〜3 日後に髄液検査を行い，HSV-DNA PCR の提出が望ましい[2]。

初期治療に効果が乏しく初期検査で提出した原因が否定的な場合には，自己免疫性脳炎の可能性を考えて各種自己抗体の提出を検討する。

## 5 治療の変更

治療前の髄液 PCR で EBV, CMV, HHV-6 のいずれかが陽性になった場合にはアシクロビルでは不十分なので EBV ではガンシクロビル，ホスカビル®，ビダラビンのいずれかへの変更，CMV または HHV-6 ではガンシクロビルかホスカビル®のどちらかへ変更する[3]。

HSV-DNA PCR が陽性であっても治療効果不良の場合には，アシクロビル耐性の可能性を考慮してホスカビル®かビダラビンに変更する[3]。

単純ヘルペス脳炎として治療し改善した後，再増悪した場合には，治療不

十分で再発した可能性と NMDA 受容体脳炎を続発した可能性があるため，NMDA 受容体抗体を提出しつつ抗ウイルス薬再投与とステロイドでの治療を行う。

## 6 患者や家族に対する説明

治療開始時にはウイルス性，特に単純ヘルペス脳炎を想定して治療を開始すること，治療と同時に原因検索を進めることを説明する。治療抵抗性の場合には自己免疫性脳炎として再度原因検索と治療を行っていくことを説明する。

### 📖 Reference

1) Kamei S, Sekizawa T, Shiota H, et al.：Evaluation of combination therapy using aciclovir and corticosteroid in adult patients with herpes simplex virus encephalitis. J Neurol Neurosurg Psychiatry **76**：1544-1549, 2005
2) 日本神経感染症学会，日本神経学会，日本神経治療学会：単純ヘルペス脳炎診療ガイドライン 2017．南江堂，東京，2017
3) 水澤英洋：神経感染症を究める．中山書店，東京，2014

（太田　浄文）

# 11 NMDA 受容体 脳炎

## NMDA receptor encephalitis

### 治療のポイント

- 保険収載されている治療法はないが免疫療法の有効性は明らかである。
- 治療のエビデンスやガイドラインはない。
- 多くの専門医，専門家が行う治療はおおむね一致しているのでそれに沿って治療を行う。
- first-line としてステロイドパルス，免疫グロブリン静注療法（IVIG），血漿交換，セカンドラインとしてリツキシマブまたはシクロホスファミドを積極的に使用するべきである。維持療法では経口ステロイド，ミコフェノール酸モフェチル，リツキシマブ，IVIG を使用する。
- すべての治療に保険収載がないので各病院の倫理委員会の承認や患者および患者家族への説明と同意は必須である。

## 1 概説

N-methyl-D-aspartate（NMDA）受容体脳炎は精神症状，痙攣，意識障害，自律神経症状を呈する自己免疫性脳炎で，病初期に精神症状が前景に立つと精神疾患，特に統合失調症や解離性障害と誤診されることも多い疾患である。米国の疫学調査では10万人あたり0.6人の有病率でさほど稀な疾患ではない[1]。近年はわが国でも外注検査での髄液NMDA受容体抗体測定（保険

適用外）が可能になり診断率が上がっていることもあり，有病率は高くなっていることが予測される。NMDA 受容体脳炎は病極期には中枢性低喚気や痙攣重積などで集中治療室管理になることも多く，入院治療期間も長期になるが免疫療法を行うことで時間はかかるが回復しうるため，正確な診断と粘り強い治療が求められる。治療に際しての最大の問題はわが国で NMDA 受容体脳炎に対して保険収載されている薬剤が何もないということである。有効な治療法はあるが高価な薬剤や副作用のある薬剤があるため，治療に際しては患者または患者家族への十分な説明に加えて，担当医は病院の倫理委員会に治療の承認を得たり，患者が適切に治療を受けられるように入院治療の詳記を適切に書く努力をしたりする必要がある。

## 2 ガイドライン

　現在のところ RCT などで有効性が明確に確認されたものはない。なぜなら経験的に免疫療法が有効であることが確実なため，治療しないという選択肢が倫理的に不可能だからである。わが国および海外でもガイドラインの策定はなされていない。ただし小児領域において専門家による国際的なコンセンサスと推奨が発表されている[2]。NMDA 受容体脳炎の約半数は 20 歳以下であることを考慮すると，成人でも特に若年患者は小児の治療コンセンサスを参考にして治療するのが妥当であろう。また小児，成人を含めて 1,550 人の NMDA 受容体脳炎患者を解析した報告がある[3]。この報告から小児神経医および脳神経科医が NMDA 受容体脳炎に対してどのように治療しているかの方針がうかがい知れる。さらにこの論文の著者のほとんどは小児 NMDA 受容体脳炎の治療コンセンサス策定にかかわっていることから，実際には成人においても小児のコンセンサスに沿って治療をすることが勧められる。

## 3 実際の治療

　小児領域では治療の要約とアルゴリズムが示されているので，ポイントとなる箇所を以下に抜粋して記載する。基本的にはこの方針に沿って治療を行い，患者背景や状態に応じて適宜変更を加えていくのがよい。

①まずは患者の状態を severe と standard に分ける。実際にはほとんどの症
　例が severe に分類される。severe と standard の区別を**表 1** に示す。
②治療の一般的な原則を**表 2** に要約する。
③患者の状態に応じた治療のアルゴリズムを**図 1** に示す。

11 NMDA 受容体脳炎

表1 小児 NMDA 受容体脳炎治療のコンセンサスリコメンデーションにおける定義

### 1.1. 疾患重症度

重症度は安全性と機能性に影響する項目から定義される。以下の項目のどれか1つ以上が "severe" に当てはまれば "severe" と判定する。どれも当てはまらなければ "standard" と判定する。

重症度と機能マーカー

| マーカー | スコア：severe | スコア：standard |
| --- | --- | --- |
| a. 安全性 | 集中治療 | なし |
| | 呼吸補助 | |
| | 安全性を脅かす自律神経障害 | |
| b. 運動機能 | ベッド上 | ベッド上ではない |
| | 外傷の可能性のある不随意運動 | |
| c. 看護度 | 24時間のサポート必要 | 24時間のサポートが必要ではない |
| d. 精神症状 | 自殺企図 | 精神症状はあっても安全性の面で差し迫った危険がない |
| | 自傷衝動 | |
| | 自傷行動 | |
| e. セルフケア | セルフケアができない。全介助必要（トイレ，着衣，食事） | セルフケア可能（部分解除はあってもよい） |
| f. コミュニケーション | 他者を理解させる意思表示ができない（混乱，無言，失語を含む） | 意思表示可能で他者へ要求を理解させられる |
| g. 覚醒 | 周囲の環境に対する反応がない：ぼんやりとしている/重度のカタトニア | おおむね周囲の環境に対応できる |
| h. てんかん発作 | 痙攣停止のための頓用薬が頻回に必要なてんかん発作 | てんかんに対して頓用薬が必要ない |
| i. Adapted mRS score | Adapted mRS score 4〜5 | Adapted mRS score 0〜3 |

| Adapted modified Rankin Scale（mRS）score | | |
|---|---|---|
| Score | 解説 | コメント |
| 0 | 症状がない | |
| 1 | 日常生活，小児の遊戯や学習習慣に支障がない | 学校や幼稚園の出席を含む |
| 2 | 日常生活，小児の遊戯や学習習慣にいくらかの制限が必要な軽度の症候があるが年齢相応の基本的能力は保たれる | 基本的能力とは飲食，衣服着脱，理解力，髪を櫛でとかす，入浴などを示す |
| | | 症候とは一部の身体的，認知的，対人関係の症候を含む |
| 3 | 日常生活，小児の遊戯や学習習慣に重大な制限をもたらす，または年齢相応の基本的能力の全般的自立を妨げる中等度の症候がある | 基本的能力とは上述の通り |
| 4 | 年齢相応の基本的能力の自立を明確に妨げる重度の症候がある。ただし常時監視が必要なわけではない | 基本的能力とは上述の通り |
| 5 | 重度の障害，日常生活動作は全般介助，常時監視が必要 | ベッド上，意識障害，興奮，自律神経障害，重症のmovement disorder |
| 6 | 死亡 | |

## 1.2. 改善の失敗

臨床経過において"改善の失敗"（治療の強化が必要と判断される場合）とは明確な機能改善の達成に失敗した場合である

## 1.3. 再発

1ヵ月以上安定した改善が得られた後に，以前に改善した症候，症状に戻る場合，または新たな症候，症状が出現しそれが機能面での変化をもたらして1週間以上持続する（または短期でも危険を及ぼす）場合で現在の治療の副作用や合併症では説明不可能な場合を再発とする

（Nosadini M, Thomas T, Eyre M, et al.：International Consensus Recommendations for the Treatment of Pediatric NMDAR Antibody Encephalitis. Neurol Neuroimmunol Neuroinflamm 8, 2021[2]）より引用，一部改変）

11 NMDA 受容体脳炎

表2 小児NMDA受容体脳炎の治療におけるコンセンサスに基づいたリコメンデーション
一般的原則（1），first-line 治療（2），second-line 治療（3），維持免疫療法
（4），全体の治療期間（5）

**コンセンサスに達した声明**

1．小児 NMDA 脳炎の一般的原則

1.1．小児 NMDA 受容体脳炎の管理は理想的には NMDA 受容体脳炎に関して学際的な専門家のいる施設で小児神経チームが率いるべきである。

1.2．正確かつ迅速な診断（他疾患の除外），適切かつ時宜を得た治療の開始，症候と合併症の管理，現在進行している病的状態の把握と治療，最発の予防と治療が重要である。

1.3．すべての治療の推奨は，禁忌がないこと，ローカル（国，地域，病院）な経験と治療方法の利用可能性，家族への説明と承諾を前提とする。

1.4．小児 NMDA 受容体脳炎の適切な管理は細やかなコミュニケーションと患者の最新の状態に関して家族への情報提供を含む。特に診断が疑いの状態のとき，治療反応性の不明確性，免疫治療と同じく症候に対する治療の必要性，臨床経過の難題などである。

2．初発 NMDA 受容体脳炎に対する免疫療法の first-line

2.1．first-line 治療はすべての NMDA 受容体脳炎に適応されるべきである。診断時に元の健常状態に戻っている場合を除く（例：診断が遅い場合，急速な改善や寛解の場合）。

2.2．NMDA受容体脳炎が疑われて他の鑑別が除外されているならば抗体の結果が判明する前に免疫療法を開始すべきである。

2.3．ステロイドの注射は第一選択として使用されるべきである。ステロイド注射が利用できない場合や禁忌の場合には経口ステロイドが使用されるべきである。

2.4．経口プレドニゾロン，経口デキサメタゾンパルス，メチルプレドニゾロンパルスは最初のメチルプレドニゾロンパルス後に重症度，治療反応性，副作用に応じて投与してもよい。

2.5．血漿交換療法の検討を重症患者に対しては強く勧める。IVIG を併用する場合には IVIG に先行して血漿交換療法を行う。

2.6．IVIG は first-line 治療の一つとしてすべての患者に推奨される。特に重症者に対してである。IVIG は診断が疑いの段階でもステロイドパルス療法と併用して使用してもよい。

2.7．first-line 治療を 1 種類の免疫療法のみで受けていて，重症でステロイドを開始して 1 週間経過しても改善がない場合には他の first-line 治療を考慮すべきである（例：ステロイド＋血漿交換またはステロイド＋IVIG）。

2.8. 2種類以上の first-line 治療を使用しておおむね 2 週間経過しても改善がなければ second-line 治療が望ましい。

2.9. first-line 治療は重症度や治療反応性に応じて 3〜12 ヵ月延長してもよい（特に second-line 治療が使用できない国においては）。first-line 治療とはステロイド（経口プレドニゾロン，月に 1 回のステロイドパルス，経口デキサメタゾンパルス），または 3〜4 週ごとの IVIG（セカンドライン治療を開始していても構わない）。

### 3. 初発 NMDA 受容体脳炎に対する免疫療法の second-line

3.1. second-line 治療は "severe disease" に分類された患者に行うべきである。

3.2. リツキシマブ（RTX）は一般的な second-line 治療の選択肢である。シクロホスファミド（CYC）は RTX が使用できない場合，または禁忌の場合に考慮すべきである。

3.3. 他の second-line 治療（例えば RTX を最初に使用したときの CYC，逆もまた然り）は最初の second-line 治療を開始して 1〜3 ヵ月経過しても十分に改善しない重症患者に使用する。

3.4. トシリズマブへの移行（escalation immunothrapy）はもっとも治療抵抗性で RTX and/or CYC 治療をして 1〜3 ヵ月経過しても十分な改善が得られなかったときのみ考慮すべきである。

### 4. 初発 NMDA 受容体脳炎に対するミコフェノール酸モフェチル（MMF）または RTX を用いた 6 ヵ月以降の維持療法

4.1. 一般的には 6 ヵ月を超えた免疫抑制療法は典型的には必要ない。

4.2. 6 ヵ月以降の維持療法は second-line または escalation therapy でも十分な改善が得られない場合に考慮する。

4.3. RTX の再投与（CD19 陽性細胞の再増殖が起きたとき）と MMF は 6 ヵ月以上の免疫抑制療法が必要な場合には適切である。

4.4. first-line 治療の延長，継続（ステロイドパルス，デキサメタゾン，IVIG）は RTX や MMF が使用できない場合の代替療法として使用可能である（例えば他の維持療法が使えない国において）。

### 5. 初発 NMDA 受容体脳炎に対する免疫療法の期間

5.1 臨床的再発がない場合に免疫療法全体の期間は臨床像の重症度，first/second-line 治療，escalation therapy への反応性，治療の副作用によって決まる。

（Nosadini M, Thomas T, Eyre M, et al.：International Consensus Recommendations for the Treatment of Pediatric NMDAR Antibody Encephalitis. Neurol Neuroimmunol Neuroinflamm 8, 2021[2]）より引用，一部改変）

## 11 NMDA受容体脳炎

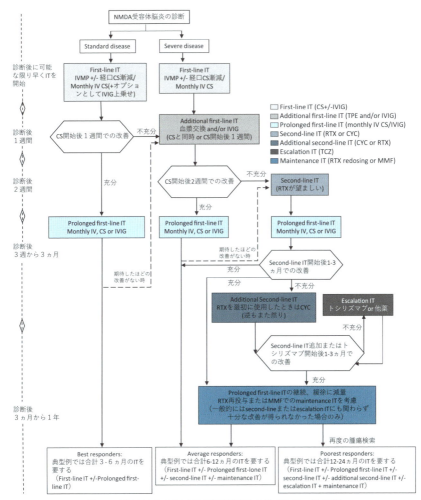

**図1 小児NMDA受容体脳炎初発時の治療アルゴリズム**

CS: corticosteroids, CYC: cyclophosphamide, IT: immunotherapy, IVIG: IV immunoglobulin, IVMP: IV methylprednisolone, MMF: mycophenolate mofetil, RTX: rituximab, TCZ: tocilizumab, TPE: therapeutic plasma exchange
(Nosadini M, et al.:International Consensus Recommendations for the Treatment of Pediatric NMDAR Antibody Encephalitis. Neurol Neuroimmunol Neuroinflamm 8, 2021[2]）より引用, 一部改変)

④再発時, ヘルペス脳炎後NMDA受容体脳炎に対する対応, 腫瘍に対する対応を**表3**に示す。

以上のアルゴリズムに沿って治療を行う。実際の臨床場面に即して言う

表3 小児NMDA受容体脳炎の治療におけるコンセンサスに基づいたリコメンデーション
再発（1），ヘルペス脳炎後NMDA受容体脳炎（2），症候に対する治療（3），腫瘍
検索（4）

コンセンサスに達した声明

1. 小児NMDA受容体脳炎再発：first-line, second-line 治療, 維持免疫療法

1.1. 小児NMDA受容体脳炎再発時には first-line 治療はすべての患者に行う。たとえ
診断時にはすでに回復していたとしても（例：診断が遅れたときや急速な改善と寛解し
たとき）。

1.2. 再発した患者に対しては first-line 治療開始2週間後（1〜3週後）に second-
line 治療 and/or 維持（通常は6ヵ月以降に行う）免疫療法（MMFまたはRTX再投
与）は開始をすることが考慮されるべきである。

1.3. second-line 治療を1種類しか行ってなくて再発後の改善が得られない場合には
他の治療薬使用（例：RTXを最初に使用している場合にはCYC, 逆もまた然り）が考
慮される。

1.4. トシリズマブへの治療強化はRTX and/or CYCでの治療の1〜3ヵ月に十分な改
善が得られない治療抵抗性の患者にのみ考慮されるべきである。

1.5. 再発患者に対する免疫治療は臨床像の重症度, first/second-line 治療への反応
性, 再発回数, 治療の副作用などに応じて12〜24ヵ月行う。

1.6. 維持免疫療法中（RTX再投与, MMF, first-line 治療延長）に再発した場合は速
やかに first-line 治療を行う（例：IVMP and/or 血漿交換, IVIG），引き続き second-
line 治療を行い, 他の維持免疫療法に切り替える。

2. 単純ヘルペス脳炎（HSE）後のNMDA受容体脳炎

2.1. HSE後に神経症状が再燃した患者には速やかにアシクロビル投与を行う（臨床像
と髄液PCRでHSEが否定されるまで継続）。一方で自己免疫性の機序に強く留意すべ
きである。

2.2. HSE後のNMDA受容体脳炎は通常のNMDA受容体脳炎と同様の免疫治療を行
うべきである。

3. 小児NMDA受容体脳炎の症候に対する治療

3.1. 免疫療法の成否の評価は睡眠, 焦燥, 気分障害, 行動障害, ジスキネジア, 痙攣
に対する治療の組み合わせに左右される。

3.2. 抗精神病薬の使用と精神症状の管理は小児精神科と協力してなされるべきであ
る。NMDA受容体脳炎に対する抗精神病薬の使用はジスキネジアの悪化と関連したり
悪性症候群を引き起こすこともあることに留意すべきである。

3.3. 焦燥感（興奮）に対しては以下の薬剤が使用可能である。ベンゾジアゼピン，睡眠導入剤（抱水クロラール，メラトニン），アルファ-アドレナリン受容体作動薬（クロニジンやデクスメデトミジン），非定型抗精神病薬（リスペリドン，オランザピン，クエチアピン）。

3.4. ジスキネジアや常同症に対しては以下の薬剤が使用可能である。アルファ-アドレナリン受容体作動薬（クロニジンやデクスメデトミジン），ベンゾジアゼピン，抗てんかん薬（バルプロ酸，カルバマゼピン，ガバペンチン），抗コリン薬，睡眠導入剤（抱水クロラール，メラトニン）。

## 4. 腫瘍検索

4.1. NMDA受容体脳炎では卵巣奇形腫や他腫瘍の検索はすべての患者に必須で，早期に開始して入院後数週で完了させるべきである。もしも腫瘍が見つかり切除されれば急速な改善をきたすこともある。

4.2. 腫瘍検索の一般的な推奨は以下の通り。
卵巣/睾丸の超音波 and/or 腹部骨盤MRI（全例に行う）
尿カテコラミン and/or 胸部CT or MRI（5歳未満の若年者）
オンコロジストや放射線科医に最良の画像検査を相談してオカルト腫瘍を見つけることが重要である。

4.3. 腫瘍検索の期間の推奨（最初の腫瘍検索で腫瘍がなかった場合）
●患者が良好な回復をしている場合は
・思春期前の女児とすべての男児：NMDA受容体脳炎診断時のみ
・思春期後の女児：1年ごとに2年まで
●十分な回復を得られてない場合または再発した場合には全患者に1年ごとに5年まで（または再発時）

(Nosadini M, Thomas T, Eyre M, et al.：International Consensus Recommendations for the Treatment of Pediatric NMDAR Antibody Encephalitis. Neurol Neuroimmunol Neuroinflamm 8, 2021[2]より引用，一部改変)

と，まずは可及的速やかにステロイドパルスを行い，引き続いて経口ステロイド投与を行う。さらに引き続いて1週間ほどで免疫グロブリン静注療法（intravenous immunoglobulin：IVIG）または血漿交換を始めることになる。IVIGと血漿交換に関しては実臨床では院内倫理委員会に諮る時間的余裕がないので患者と家族の承諾を得て始めるしかない。その後に治療の反応性を見て速やかにリツキシマブもしくはシクロホスファミドを始める。若年女性が多い疾患であり将来の不妊のリスクが高いシクロホスファミドよりはリツキシマブが優先されるのは当然である。リツキシマブは高額かつ副作用の多い薬剤のため倫理委員会の承認を得ることが妥当である。若年者の重篤であるが治療可能な難治性疾患に対して国際的に専門家から強く推奨されているリツキシマブが倫理委員会で却下されるようなことはないと信じたい。リツ

キシマブやシクロホスファミドでも難治性の場合にはトシリズマブの使用を検討することになる。維持療法にはリツキシマブ再投与，ミコフェノール酸モフェチル，定期 IVIG などから適宜選択する。

論文[2] では小児の薬剤使用量が書かれているが，小児の推奨では成人とは薬剤の使用量が異なるため成人に対する使用量，使用期間に関しては既存の疾患に対してわが国で保険適用のある使い方をするしかない。成人患者での薬剤使用量の基準を以下に示す。患者の状態に応じて適宜調節して使用する。

- ステロイドパルス：メチルプレドニゾロン 500〜1,000 mg/日を 3〜5 日間
- 経口プレドニゾロン：1 mg/kg/日
- IVIG：400 mg/kg/日を 5 日間
- 血液浄化療法：多発性硬化症や視神経脊髄炎（neuromyelitis optica：NMO）に準じると保険適用は月 7 回まで 3 ヵ月までになるので週に 2〜3 回，7 回までを 1 クールとする。
- リツキシマブ：血管炎やネフローゼ症候群に準じて 375 mg/m$^2$ を 1 週間ごとに 4 週投与
- シクロホスファミド：1 回 500〜1,000/mm$^2$（実際には 1 回に最大 1,000 mg まで）を月に 1 回，6 回まで。症状に応じて継続か終了かを検討する。
- ミコフェノール酸モフェチル：ループス腎炎に準じて 1 回 250〜1,000 mg を 1 日 2 回 12 時間ごとに投与。副作用に注意して少量から漸増が安全と思われる。
- トシリズマブ：自己免疫性脳炎に対して使用された既報[4] と関節リウマチ治療に使用される用量に準じて 8 mg/kg を 4 週ごとに投与，期間は決まってないが症状改善に応じて終了する。

## 4 患者や家族に対する説明

NMDA 受容体脳炎が疑われた時点で抗体の結果が出る前に高用量ステロイド投与や IVIG が必要なことを説明する。治療は数年間の長期に及ぶこともあるが緩徐でも回復しうる可能性があることを説明する。卵巣奇形腫などの腫瘍があれば切除の必要性を説明し，卵巣奇形腫が見つからない場合でも将来的に卵巣奇形腫などの腫瘍を発症する可能性があるので経過観察のための検査の必要性を説明しておく。

## Reference

1) Dubey D, Pittock SJ, Kelly CR, et al. : Autoimmune encephalitis epidemiology and a comparison to infectious encephalitis. Annals of neurology **83** : 166-177, 2018

2) Nosadini M, Thomas T, Eyre M, et al. : International Consensus Recommendations for the Treatment of Pediatric NMDAR Antibody Encephalitis. Neurol Neuroimmunol Neuroinflamm 8, 2021

3) Nosadini M, Eyre M, Molteni E, et al. : Use and Safety of Immunotherapeutic Management of N-Methyl-d-Aspartate Receptor Antibody Encephalitis : A Meta-analysis. JAMA Neurol **78** : 1333-1344, 2021

4) Lee WJ, Lee ST, Moon J, et al. : Tocilizumab in Autoimmune Encephalitis Refractory to Rituximab : An Institutional Cohort Study. Neurotherapeutics **13** : 824-832, 2016

（太田　浄文）

# 12 LGI1 抗体脳炎

## LGI1 antibody encephalitis

### 治療のポイント

● first-line 治療としてはステロイドパルスまたはステロイドパルスと免疫グロブリン静注療法（IVIG）の併用療法がもっとも多く使用される。

● 再燃，再発することもあるが長期に維持療法を行うべきかどうかの結論は出ていない。

● 抗てんかん薬はカルバマゼピンやラコサミドなどのナトリウムチャネル遮断薬の効果が高い。

● LGI1 抗体が検出された場合には contactin-associated protein 2（CASPR2）抗体も陽性になることがあるので LGI1 抗体陽性が判明したら CASPR2 抗体も追加で測定をしておく。

## 1 概説

自己免疫性脳炎で leucine-rich glioma-inactivated protein 1（LGI1）抗体が陽性になるものを LGI1 抗体脳炎と呼び，自己免疫性脳炎の中では N-methyl-D-aspartate（NMDA）受容体脳炎に次いで多い。稀な疾患のため RCT での治療エビデンスに乏しく症例報告の蓄積によるものになるが，免疫療法に反応することは明確なため見逃さずに適切に治療を行うことが重要である。

## 12　LGI1 抗体脳炎

### 2　ガイドライン

国内外に LGI1 抗体脳炎に対しての治療ガイドラインは存在しない。

### 3　治療

#### 1.　LGI1 抗体

LGI1 抗体は LGI1 抗体脳炎の診断根拠である。血清中からは 96.83％，髄液中からは 77.38％検出され，血清と髄液両方から検出されるのは 70.56％であると報告されている[1]。

#### 2.　急性期治療

急性期にはステロイドパルス，免疫グロブリン静注療法（intravenous immunoglobulin：IVIG），血液浄化療法が行われる。多数例の解析ではステロイドパルス単独またはステロイドパルスと IVIG 併用がもっとも多く行われていた[1]。IVIG 単独療法を行っている例も認められる。IVIG 単独療法は少数例だが RCT が行われていて，IVIG はてんかん発作の回数を減少させる効果がある[2]。血液浄化療法単独では行われておらずステロイドや IVIG と組み合わせて行われている[1]。Rodriguez らによるとステロイドパルスは IVIG よりも急性期治療の効果が高いと報告している[3]。

以上のことより急性期にはステロイドパルスをまず行い，効果を確認しつつ積極的に IVIG を追加するのがよいと思われる。

#### 3.　維持療法

急性期治療後に後療法または維持療法として経口ステロイドや免疫抑制剤を使用すべきかどうかは明確なデータがなく，症例報告でも急性期治療のみで維持療法としての経口ステロイドを使用していない症例もあれば，急性期治療後に経口ステロイドに免疫抑制剤を併用して治療する症例もあり一定しない[3]。急性期治療後は経口ステロイドを内服しつつ患者の状態を確認しながらステロイドの漸減速度を決めるというのが無難な方針であろう。免疫抑制剤はアザチオプリン，ミコフェノール酸モフェチル，シクロホスファミド，タクロリムス，シクロスポリンの順で使用例が多い[1]。

#### 4.　リツキシマブ

リツキシマブは second-line 治療として行われているが，LGI1 抗体脳炎にリツキシマブを投与した 26 例とリツキシマブを使用せずに治療した 35 例の

比較では急性期の治療効果には差がなかった。LGI1 抗体脳炎ではリツキシマブを使用せずとも first-line の治療への反応性がよいためと考えられる[4]。ただしリツキシマブを使用したほうが再発は少ない傾向にあった。first-line への治療反応性が悪い場合や再発症例にはリツキシマブを検討してもよいと思われる。

## 5. 腫瘍

腫瘍の合併は少ないものの LGI1 抗体脳炎には稀に胸腺腫の合併が報告されている（2/134 例)[5]ため，腫瘍合併例では腫瘍切除も行う。

## 6. 抗てんかん療法

Feyissa らの報告[6]ではてんかんを伴う LGI1 抗体脳炎 56 例で，免疫療法の効果により 29 例でてんかん発作が完全に抑制され，9 例が抗てんかん薬の効果によりてんかん発作が完全に抑制された。抗てんかん薬ではレベチラセタムがもっとも多くの症例に使用され，次いでバルプロ酸が多く使用されていたがレベチラセタム，バルプロ酸でてんかん発作が完全に抑制された症例はなかった。抗てんかん薬が奏功した 9 例に使用された抗てんかん薬の内訳は 4 例がカルバマゼピン，2 例が oxcarbazepine，2 例がラコサミド，1 例がフェニトイン＋ラモトリギン併用で，9 例すべてで一度はレベチラセタムが試されたのちに効果不十分で変更になっている。効果のあった抗てんかん薬はいずれもナトリウムチャネル遮断薬であるため，LGI1 抗体脳炎のてんかん発作に対してはカルバマゼピンやラコサミドなどのナトリウムチャネル遮断薬のほうが奏功する可能性が高い。

## 7. 再発，予後不良因子

LGI1 抗体は基本的には単相性の経過が多い[7]が，再発することも報告されていて 295 例中 46 例（15.59％）に再発が報告されている[1]。LGI1 抗体が髄液から検出される場合には髄液中抗体陰性例よりも予後が悪いと報告されている[8]ため髄液中抗体陽性例では積極的に再発予防の長期的な維持療法を検討してもよい。ほかには睡眠障害の症状がある症例も再発しやすい。また，腫瘍合併例では免疫療法の効果が低いと報告されている[9]。

## 8. CASPR2 抗体

中国からの報告では LGI1 抗体陽性例 44 例中 5 例（11.36％）が CASPR2 抗体陽性となることが報告され[9]，Mayo Clinic からは LGI1 抗体陽性例 196 例中 9 例（4.6％）が CASPR2 抗体陽性と報告されている[10]。基本的な治療

は CASPR2 抗体陽性でも陰性でも同じであるが LGI1 単独陽性とは異なり CASPR2 抗体陽性例では再発しやすく，LGI1 抗体脳炎の症状で初期治療を行って改善しても再発時には CASPR2 抗体関連症状が起きうる[7,11]ことに注意して経過を見ていく必要がある。

## 4 患者や家族に対する説明

急性期治療はステロイドパルス，IVIG，血液浄化療法を行うことを説明する。長期の治療や予後に関しては希少疾患であり十分な症例数の知見が得られていないこと，治療法は患者の状態を観察しながら検討することを説明する。

### Reference

1) Teng Y, Li T, Yang Z, et al.：Clinical Features and Therapeutic Effects of Anti-leucine-rich Glioma Inactivated 1 Encephalitis：A Systematic Review. Front Neurol **12**：791014, 2022

2) Dubey D, Britton J, McKeon A, et al.：Randomized Placebo-Controlled Trial of Intravenous Immunoglobulin in Autoimmune LGI1/CASPR2 Epilepsy. Ann Neurol **87**：313-323, 2020

3) Rodriguez A, Klein CJ, Sechi E, et al.：LGI1 antibody encephalitis：acute treatment comparisons and outcome. J Neurol Neurosurg Psychiatry **93**：309-315, 2022

4) Thaler FS, Zimmermann L, Kammermeier S, et al.：Rituximab Treatment and Long-term Outcome of Patients With Autoimmune Encephalitis：Real-world Evidence From the GENERATE Registry. Neurol Neuroimmunol Neuroinflamm **8**：e1088, 2021

5) Muniz-Castrillo S, Haesebaert J, Thomas L, et al.：Clinical and Prognostic Value of Immunogenetic Characteristics in Anti-LGI1 Encephalitis. Neurol Neuroimmunol Neuroinflamm **8**：e974, 2021

6) Feyissa AM, Lamb C, Pittock SJ, et al.：Antiepileptic drug therapy in autoimmune epilepsy associated with antibodies targeting the leucine-rich glioma-inactivated protein 1. Epilepsia Open **3**：348-356, 2018

7) Seery N, Butzkueven H, O'Brien TJ, et al.：Contemporary advances in antibody-mediated encephalitis：anti-LGI1 and anti-Caspr2 antibody（Ab）-mediated encephalitides. Autoimmun Rev **21**：103074, 2022

8) Cui LL, Boltze J and Zhang Y：Positive LGI1 Antibodies in CSF and Relapse Relate to Worse Outcome in Anti-LGI1 Encephalitis. Front Immunol **12**：772096, 2021

9) Guo K, Liu X, Lin J, et al.：Clinical characteristics, long-term functional outcomes and relapse of anti-LGI1/Caspr2 encephalitis：a prospective cohort study in Western China. Ther Adv Neurol Disord **15**：17562864211073203, 2022

10) Gadoth A, Pittock SJ, Dubey D, et al. : Expanded phenotypes and outcomes among 256 LGI1/CASPR2-IgG-positive patients. Ann Neurol **82** : 79-92, 2017

11) Bastiaansen AEM, van Sonderen A and Titulaer MJ : Autoimmune encephalitis with anti-leucine-rich glioma-inactivated 1 or anti-contactin-associated protein-like 2 antibodies (formerly called voltage-gated potassium channel-complex antibodies). Curr Opin Neurol **30** : 302-309, 2017

（太田　浄文）

# 13 CASPR2 抗体症候群

## CASPR2 antibody syndrome

### 治療のポイント

- 急性期治療，維持療法は N-methyl-D-aspartate（NMDA）受容体脳炎や leucine-rich glioma-inactivated protein 1（LGI1）抗体脳炎と同様で，急性期にはステロイドパルス，免疫グロブリン静注療法（IVIG），血液浄化療法を組み合わせて，second-line としてリツキシマブやシクロホスファミドを検討する。維持療法はステロイド単独またはステロイドに免疫抑制剤を組み合わせて治療をする。
- 神経症状は多彩で疾患特異的な症状がない例では診断が難しいことが多い。
- 再発することがあり，再発時には初発時と異なる症状を呈することもあるため症状や経過をよく見ておく必要がある。
- CASPR2 抗体症候群では LGI1 抗体も陽性になることがあるので CASPR2 抗体陽性例では LGI1 抗体も測定する必要がある。

## 1 概説

Contactin-associated protein 2（CASPR2）抗体症候群は多様な神経症状を呈する稀な疾患であるため診断と治療までに時間がかかることが多く，発症から治療まで中央値で 6 ヵ月（10 日〜9 年）かかっていると報告されてい

る[1]。稀な疾患であるため RCT による治療のエビデンスは存在しないが免疫
療法に反応することは確実であり見逃さずに適切な治療を行うことが重要で
ある。

CASPR2 抗体症候群は多彩な症状を呈し，診断，治療，再発の判断にも関
連するため**表 1** に Boyko らが systemic review[2] としてまとめた記載を一部改
変して示す。同一症例でも初発時と再発時の症状や障害される神経システム
が異なることがあり症状のバリエーションを把握しておく必要がある。

表 1　CASPR2 抗体症候群に関連する症状，症候

| CASPR2 抗体症候群に関連する症状，症候 | 症例数（頻度） |
| --- | --- |
| 臨床症候群 | |
| 自己免疫性脳炎 | 69/134（51.5%） |
| 辺縁系脳炎 | 106/274（38.7%） |
| 末梢神経過剰興奮/ニューロミオトニア | 72/191（37.7%） |
| Morvan 症候群 | 57/251（22.7%） |
| 小脳症候群 | 24/163（14.7%） |
| 脳症 | 7/85（8.2%） |
| Movement disorder | 3/65（4.6%） |
| 臨床症状 | |
| てんかん | 75/156（48.1%） |
| けいれん | 41/108（38.0%） |
| 神経原性疼痛 | 19/54（35.2%） |
| 認知機能障害/記銘力障害 | 38/115（33.0%） |
| 末梢神経過剰興奮/ニューロミオトニア | 35/129（27.1%） |
| 小脳症候群/小脳失調 | 7/37（18.9%） |
| 精神症状 | |
| 健忘/記憶障害 | 115/173（66.5%） |
| 行動障害 | 80/176（45.5%） |
| 幻覚 | 46/108（42.6%） |
| 睡眠 | |

| | |
|---|---|
| 不眠 | 70/171 (40.9%) |
| 睡眠障害（特定不能） | 36/114 (31.6%) |
| 自律神経系 | |
| 発汗過多 | 52/83 (62.7%) |
| 頻脈 | 17/30 (56.7%) |
| 体重減少 | 50/95 (52.6%) |
| 自律神経障害（特定不能） | 51/118 (43.2%) |
| 尿閉/排尿困難 | 12/29 (41.4%) |
| 起立性低血圧 | 7/20 (35.0%) |
| 末梢神経系 | |
| 疼痛（特定不能） | 88/162 (54.3%) |
| 疾患経過中に出現した神経原性疼痛 | 44/100 (44.0%) |
| 感覚運動性ニューロパチー | 39/145 (26.9%) |
| Movement disorder | |
| 歩行障害（特定不能） | 12/50 (24.0%) |
| 疾患経過中に出現した小脳症候群/失調 | 32/166 (19.3%) |
| ミオクローヌス | 17/105 (16.2%) |
| 関連する神経症候群 | |
| ギラン・バレー症候群 | 4 |
| 重症筋無力症 | 38 |
| その他の自律神経障害の既往 | 34 |
| 低 Na 血症 or SIADH | 34 |
| クロイツフェルト・ヤコブ病（CJD）/CJD 疑い | 7 |
| 多発性硬化症 | 2 |
| 脳卒中 | 3 |
| 運動ニューロン疾患 | 2 |
| 悪性腫瘍 | |
| 胸腺腫 | 74/348 (21.8%) |
| 非胸腺腫悪性腫瘍 | 42/397 (10.6%) |

| | |
|---|---|
| 前立腺癌 | 8 |
| 肺腺癌 | 6 |
| メラノーマ | 4 |
| 子宮内膜癌 | 2 |
| 膵臓癌 | 2 |
| その他 | 20 |
| **関連する希少疾患** | |
| 自己免疫性甲状腺疾患 | 2 |
| NMOSD | 2 |
| Status dissociatus（夜間脳波での異常な覚醒パターン） | 2 |
| CIDP | 2 |
| 脊髄炎 | 2 |
| Clinically isolated syndrome | 1 |
| サルコイドーシス | 1 |
| 脳血管炎 | 1 |
| Ma-2脳炎 | 1 |
| ミトコンドリア病 | 1 |
| MELAS | 1 |
| ランバート・イートン筋無力症症候群 | 1 |
| 汎下垂体機能低下症 | 1 |
| その他 | 5 |

SIADH：syndrome of inappropriate secretion of antidiuretic hormone, NMOSD：neuromyelitis optica spectrum disorders, CIDP：chronic inflammatory demyelinating polyneuropathy, MELAS：mitochondrial myopathy, encephalopathy, lactic acidosis, stroke-like episodes

（Boyko M, et al.：Systematic review of the clinical spectrum of CASPR2 antibody syndrome. J Neurol 267：1137-1146, 2020[2]）より引用，一部改変）

## 2 ガイドライン

国内，国外ともに CASPR2 抗体症候群に対する治療ガイドラインはない。

13 CASPR2 抗体症候群

## 3 治療

### 1. 急性期治療

　小児 CASPR2 抗体症候群 6 例の治療報告では全例にステロイドパルスと IVIG 併用療法が行われた[3]。成人例の報告では基本的にほぼ全例でステロイドパルス単独またはステロイドパルスと IVIG 併用療法が行われて，治療反応性が悪い場合には血液浄化療法，リツキシマブ，シクロホスファミドを追加している[1,4~6]。

### 2. 維持療法

　小児 CASPR2 抗体症候群 6 例の報告では全例に経口プレドニゾロン 1 mg/kg で開始されて 1 例はシクロホスファミド，1 例はリツキシマブとミコフェノール酸モフェチルが使用されていた。

　成人症例でも急性期のステロイドパルスに引き続いて経口プレドニゾロン 1 mg/kg で開始して漸減することが多い。経口ステロイド単独での維持療法が難しい場合にはリツキシマブ，月に 1 回のシクロホスファミド，アザチオプリン，ミコフェノール酸モフェチル，トシリズマブ，メトトレキサートなどを併用する[7]。ステロイド単独で治療するか免疫抑制剤を追加するかは患者の状態によって判断する。Bien らの 22 例の治療報告では 22 例中ステロイド単独での維持療法は 5 例，アザチオプリン併用は 5 例，ミコフェノール酸モフェチル併用は 3 例，メトトレキサート併用は 2 例，トシリズマブ併用は 1 例，シクロホスファミド併用は 1 例であった[7]。

### 3. 腫瘍合併

　腫瘍の合併は Sonderen らの報告[1]では 37 例中 7 例（19%，胸腺腫 4 例，肺腺癌 1 例，S 状結腸癌 1 例，病理型不明の胸部腫瘍 1 例），Mayo Clinic からの報告[8]では 40 例中 8 例（20%，胸腺腫 3 例，メラノーマ 2 例，基底細胞皮膚癌 1 例，前立腺癌 1 例，咽頭癌 1 例），Boyko らの systematic review[2]では 348 例中 76 例（21.8%）に胸腺腫，その他の癌は 397 例中 42 例（10.6%）に認められ，前立腺癌 8 例，肺腺癌 6 例，メラノーマ 4 例，子宮癌 2 例，膵臓癌 2 例，その他の癌 20 例であった。以上より，CASPR2 抗体症候群では 20~30% に腫瘍が合併し特に胸腺腫，肺腺癌，前立腺癌，メラノーマが多い。腫瘍合併例では免疫療法に加えて腫瘍の治療も並行して行う。

### 4. 再発，予後不良因子

　CASPR2 抗体症候群は LGI1 抗体脳炎よりも再発しやすく，初発のエピソー

ドから数年経過しても再発しうる[6]。再発リスクは 30 歳以上，男性，行動異常があると高いとされている[9]。髄液抗体価の推移はあまり病勢を反映しないが血清抗体価は病勢と一致しやすい[9]。

## 5. LGI1 抗体

Mayo Clinic からの報告[8]では 51 例中 9 例（17.65%）で LGI1 抗体も陽性であった。CASPR2 抗体症候群でも LGI1 抗体脳炎の合併を念頭に抗体測定を行う必要がある。

## 4 患者や家族に対する説明

急性期治療はステロイドパルス，IVIG，血液浄化療法を行うことを説明する。長期の治療や予後に関しては希少疾患であり十分な症例数の知見が得られていないため患者の状態を観察しながら治療を検討することを説明する。腫瘍を合併しやすいこと，神経症状は再発しやすく，再発時には初発時と異なる症状を起こしうることを説明する。

### 📖 Reference

1) van Sonderen A, Ariño H, Petit-Pedrol M, et al. : The clinical spectrum of Caspr2 antibody-associated disease. Neurology **87** : 521-528, 2016
2) Boyko M, Au KLK, Casault C, et al. : Systematic review of the clinical spectrum of CASPR2 antibody syndrome. J Neurol **267** : 1137-1146, 2020
3) Tan C, Jiang Y, Zhong M, et al. : Clinical Features and Outcomes in Pediatric Autoimmune Encephalitis Associated With CASPR2 Antibody. Front Pediatr **9** : 736035, 2021
4) Kannoth S, Nambiar V, Gopinath S, et al. : Expanding spectrum of contactin-associated protein 2（CASPR2）autoimmunity-syndrome of parkinsonism and ataxia. Neurol Sci **39** : 455-460, 2018
5) Shivaram S, Nagappa M, Seshagiri DV, et al. : Clinical Profile and Treatment Response in Patients with CASPR2 Antibody-Associated Neurological Disease. Ann Indian Acad Neurol **24** : 178-185, 2021
6) Bastiaansen AEM, van Sonderen A and Titulaer MJ : Autoimmune encephalitis with anti-leucine-rich glioma-inactivated 1 or anti-contactin-associated protein-like 2 antibodies（formerly called voltage-gated potassium channel-complex antibodies). Curr Opin Neurol **30** : 302-309, 2017
7) Bien CG, Mirzadjanova Z, Baumgartner C, et al. : Anti-contactin-associated protein-2 encephalitis : relevance of antibody titres, presentation and outcome. Eur J Neurol **24** : 175-186, 2017
8) Gadoth A, Pittock SJ, Dubey D, et al. : Expanded phenotypes and outcomes among 256 LGI1/CASPR2-IgG-positive patients. Ann Neurol **82** : 79-92,

2017

9) Guo K, Liu X, Lin J, et al.：Clinical characteristics, long-term functional outcomes and relapse of anti-LGI1/Caspr2 encephalitis：a prospective cohort study in Western China. Ther Adv Neurol Disord **15**：17562864211073203, 2022

（太田　浄文）

# 14 多発性硬化症(MS)

## multiple sclerosis

### 治療のポイント

- 疾患修飾薬としての多発性硬化症（MS）再発予防薬はわが国では8種類が使用可能である。
- それぞれの薬剤には特徴があるため患者背景を踏まえて副作用を最小化して効果を最大にするように選択する。

## 1 概説

多発性硬化症（multiple sclerosis：MS）の治療薬の進歩により再発予防薬の選択肢が増えている。それによって患者ごとにどの治療法を選択するかが重要となっている。患者背景，予想される予後，治療薬の効果と副作用などを吟味してなるべく最小の副作用で最大の効果を上げる治療法を選ぶ必要がある。

## 2 ガイドライン

2017年に発刊されたわが国の「多発性硬化症・視神経脊髄炎診療ガイドライン2017」ではインターフェロン-β-1a，-1b，グラチラマー酢酸塩がベースライン薬に位置づけられており，フィンゴリモドが第二選択薬，ナタ

リズマブは抗 John Cunningham virus（JCV）抗体陰性の場合は第二選択薬，陽性の場合は第三選択薬と位置づけられている[1]。病勢に応じた薬剤の使い分けや推奨については言及されておらずフマル酸ジメチル，シポニモド，オファツムマブはガイドライン作成後に承認されたため未記載であった。2023 年発刊の「多発性硬化症・視神経脊髄炎スペクトラム障害診療ガイドライン 2023」ではベースライン薬，第二選択薬，第三選択薬という区分はなくなり患者ごとの特性に応じて治療薬の選択を考慮するという推奨に変更された[2]。欧米のガイドラインでは未治療の患者への最初の投薬はインターフェロン-β-1a, -1b，グラチラマー酢酸塩，フマル酸ジメチルが第一選択，フィンゴリモド，シポニモドが第二選択，MS の病勢が高い患者の場合にはフィンゴリモド，シポニモド，ナタリズマブ，オクレリズマブ（抗 CD20 抗体，わが国では未承認），クラドリビン（白血病，リンパ腫治療薬）が推奨される。非常に病勢が強く急速進行性の場合にはナタリズマブ，オクレリズマブ，アレムツズマブ（抗 CD52 抗体，わが国では未承認）が推奨されている[3~5]。

## 3 急性増悪期の治療の実際

　急性増悪期の治療はガイドラインの推奨通りで副腎皮質ステロイドと血液浄化療法が主となる。視神経炎を起こしている場合には免疫グロブリン静注療法（intravenous immunoglobulin：IVIG）も保険で認められているため考慮してもよい。副腎皮質ステロイドはメチルプレドニゾロン 500~1,000 mg/日を 3~5 日点滴する。効果が不十分であれば 2~3 クール繰り返してもよい。ステロイド治療での回復が悪い場合や症状が重篤な場合には血液浄化療法を行う。血液浄化療法は単純血漿交換療法のみ RCT でのエビデンスがある[1]。血漿吸着療法も検討してよいが血漿吸着療法は RCT での有効性は証明されていない[1]。IVIG はステロイド治療に加えて行うことを検討してよいが有効性のエビデンスは乏しい。そのため IVIG に関しては視神経炎があることに加えてステロイドや血液浄化療法が患者背景から難しい場合のオプションとするのが妥当である[1]。急性期治療で大量のステロイドを点滴で投与した後の経口ステロイド，いわゆる後療法は行わない。

## 4 再発予防の治療法

　再発予防薬はインターフェロン β 製剤（インターフェロン-β-1a：アボネックス®，インターフェロン-β-1b：ベタフェロン®），グラチラマー酢酸

塩（コパキソン®），フマル酸ジメチル（テクフィデラ®），S1P 受容体アンタ
ゴニスト（フィンゴリモド：イムセラ®，ジレニア®，シポニモド：メーゼン
ト®），オファツムマブ（ケシンプタ®），ナタリズマブ（タイサブリ®）のいず
れかを選択する。

　以下に再発予防薬のそれぞれの特徴と注意すべき点について述べる。詳細
な使用方法や副作用の頻度などは添付文書を参照して欲しいが，特徴を比較
したものを表1に示す。

## 1. インターフェロン-β-1b（ベタフェロン®）

　サイトカインの一種であるインターフェロンにより免疫バランスを調整し
て再発予防効果があると想定されている。免疫抑制するわけではないので易
感染性にはならないのが利点である。再発予防効果は約30%[6]。隔日皮下投
与する。サイトカインを注射するので生体反応としての発熱，関節痛などの
感冒様症状は高率に認められ，局所の反応として注射部位の潰瘍ができるこ
ともある。抑うつ状態では禁忌である。小柴胡湯との併用は禁忌。中和抗体
が体内にできると効果が減弱する。隔日皮下注射，注射後の発熱などから継
続が難しいことも多い。

## 2. インターフェロン-β-1a（アボネックス®）

　機序はベタフェロン®と同様，予防効果はベタフェロン®と同じく30%で
ある[7]。週に1回の筋肉注射のため土日が休日の職種では金曜日に注射する
ことで翌日の感冒様症状に対応できる。ベタフェロン®と異なり皮膚潰瘍は
発生しにくい。抑うつ状態での禁忌，中和抗体での効果減弱，小柴胡湯との
併用禁忌はベタフェロン®と同様である。ベタフェロン®と比べて注射回数が
少ないことや皮膚潰瘍ができないことなどからベタフェロン®よりは継続し
やすい。

## 3. グラチラマー酢酸塩（コパキソン®）

　ミエリン塩基性蛋白から発見されたアミノ酸のグルタミン酸，リシン，ア
ラニン，チロシンから成るペプチドでランダムコポリマーである。ミエリン
に対する免疫応答に何らかの影響を与えていると想定されるが機序の詳細は
不明である。免疫抑制作用はないので易感染性はない。また胎児への影響が
認められないというのが最大の利点で妊娠中の第一選択である。再発予防効
果は約30%とされる[8]。連日皮下投与する。皮下注射部位の発赤，腫脹，硬
結などは高率に起きる。

表 1　多発性硬化症再発予防治療薬一覧

| 一般名 | 商品名 | 投与方法 | 再発予防効果 | 副作用 | 併用禁忌薬 | PML リスク | 一般感染症リスク |
|---|---|---|---|---|---|---|---|
| インターフェロンβ-1b | ベタフェロン® | 皮下注(隔日) | 約30% | インフルエンザ様症状 注射部位発赤、疼痛 皮膚潰瘍 | 小柴胡湯 | なし | なし |
| インターフェロンβ-1a | アボネックス® | 筋注(週1回) | 約30% | 肝機能障害、白血球減少 抑うつ、間質性肺炎 甲状腺機能異常 | | なし | なし |
| グラチラマー酢酸塩 | コパキソン® | 皮下注(毎日) | 約30% | 注射部位反応(疼痛、発赤) 注射後反応(顔面紅潮、動悸、胸痛) | なし | なし | なし |
| フマル酸ジメチル | テクフィデラ® | 経口(1日2回) | 約50% | 潮紅、発疹、ほてり、腹痛、悪心、下痢、リンパ球減少、肝機能障害、腎障害 | なし | 低(リンパ500/mm³以下で要注意) | 低 |
| フィンゴリモド | イムセラ® ジレニア® | 経口(1日1回) | 約50% | 初回投与時の徐脈 リンパ球減少、肝機能障害 黄斑浮腫 | 生ワクチン クラスⅠa不整脈薬 クラスⅢ不整脈薬 | 中 | 低(中枢神経感染症は高い、特に帯状疱疹) |
| シポニモド | メーゼント® | 経口(1日1回) | 約50% | 注射部位反応(疼痛、発赤、搔痒) 注射後反応(発熱、頭痛) | | 中 | 低(中枢神経感染症は高い) |
| オファツムマブ | ケシンプタ® | 皮下注(4週ごと) | 50~70%?(フィンゴリモド以上ナタリズマブ未満と想定される) | 注射部位反応(疼痛、発赤、搔痒) 注射後反応(発熱、頭痛、疲労) | 生ワクチン | 低 | 中 |
| ナタリズマブ | タイサブリ® | 点滴静注(4週ごと) | 約70% | 投与時反応(頭痛、発熱、嘔気、発熱、疲労、搔痒)肝障害、過敏症 | 他のMS治療薬 免疫抑制薬 | 高(抗JCV抗体陽性、2年以上の継続で要注意) | 低(中枢神経感染症は高い) |

PML：progressive multifocal leukoencephalopathy, JCV：John Cunningham virus

## 4. フマル酸ジメチル（テクフィデラ®）

T細胞のTh1からTh2へのシフト，制御性B細胞の増加，ミクログリアの活性化抑制，抗原提示細胞の活性化抑制，Nrf2経路を介した脱髄抑制と軸索の保護，酸化ストレスや興奮毒性からの神経保護作用など多面的な作用機序による再発予防を示す。再発予防効果は約50％である[9,10]。副作用としては発疹，ほてり，消化器症状などがあり使用開始時に多い。リンパ球減少が起きることがありリンパ球減少は進行性多巣性白質脳症（progressive multifocal leukoencephalopathy：PML）発症のリスクを高める。他剤から変更の場合，フマル酸ジメチルの効果発現に3ヵ月ほどかかるのでその間の再発には注意が必要である。

## 5. フィンゴリモド（イムセラ®，ジレニア®）

リンパ球をリンパ組織にとどめて血管内に遊走することを抑制し，結果的に血液脳関門を超えて中枢へ移行することも抑制することで再発予防効果を示す。再発予防効果は50％である[11,12]。再発予防効果に加えて脳萎縮抑制効果があることが特徴である。副作用として徐脈があり導入時には最短でも一泊入院してモニターする必要がある。ほかには黄斑浮腫が起きることがあり導入後は眼科診察が必要となる。中枢での免疫抑制効果により帯状疱疹のリスクが高まるため導入前に帯状疱疹ワクチンで予防することが望ましい。中枢神経内での免疫抑制作用によりPML発症リスクが高まる。フィンゴリモド使用中にtumefactive lesionの発生が報告されているのでtumefactive MSには適さない[13〜15]。中止によるリバウンドでMSの活動性が上昇するので自己中断しないように患者に説明する。

## 6. シポニモド（メーゼント®）

作用機序と副作用はフィンゴリモドとほぼ同様だが初回投与時のモニターは内服後6時間になるため必ずしも入院の必要はないのが利点である。二次進行型MS（secondary progressive MS：SPMS）に対してEDSSスコアの進行抑制効果が認められており[16]保険ではSPMSが適用となっている。

導入前にはCYP2C9の遺伝子検査を行う必要がある。CYP2C9*3/*3を保有する患者では代謝されないので禁忌，CYP2C9*1/*3または*2/*3を保有する患者では1日1回1 mgに減量する必要がある。

## 7. オファツムマブ（ケシンプタ®）

B細胞に対する抗体である。MSに対しては抗原提示機能の変化やT細胞系への影響も想定されているが明確な機序は不明である。海外では同じく抗

CD20抗体であるオクレリズマブやリツキシマブも承認されている[3~5]がわが国ではオファツムマブのみが承認されている。再発寛解型多発性硬化症（relapsing remitting MS：RRMS）だけでなくSPMSにも効果が確認されている。臨床試験では海外で採用されているMS再発予防薬のteriflunomideとの比較試験で優位差をもって再発率の低下が認められた[17]。オファツムマブと同じ抗CD20抗体であるオクレリズマブはインターフェロンに対して優位に再発予防効果があり[18]，同じく抗CD20抗体であるリツキシマブはフィンゴリモドに対して優位に再発予防効果を認めている[19]ことからオファツムマブの効果も同様にフィンゴリモドよりも優れると予測される。欧米のガイドラインでは一次進行型MS（primary progressive MS：PPMS）に対してはオファツムマブの投与を考慮するように記載がある[3,5]。副作用としてのPMLはフィンゴリモドやナタリズマブより低いと考えられている。ただしBリンパ球抑制によりPML以外の一般的な感染症や結核のリスクはフィンゴリモドやナタリズマブよりも高いのでB型肝炎既往患者にはウイルスが陰性化していても投与は避けるべきであり，結核の既往者も厳重に注意を要する。

## 8. ナタリズマブ（タイサブリ®）

リンパ球の血管壁への接着を阻害し，リンパ球の中枢神経内への移動を抑制することで再発予防効果を示す。再発予防効果は70%でEDSSの改善効果や脳萎縮抑制効果も示されていて現在のところはもっとも効果の高い再発予防薬である[20~22]。しかし副作用としてのPMLの発症率がもっとも高い。特にJCV抗体陽性，免疫抑制薬の使用歴，2年以上のナタリズマブ使用によりPMLリスクが高くなるため2年程度使用後には他剤へ変更するという戦略が必要になる。

## 5 再発予防戦略

再発予防は臨床的な再発を予防するのみではなくno evidence of disease activity-4（NEDA-4）を目指す。これは①臨床的再発がない，②EDSSスコアの悪化がない，③MRIで新規・拡大T2病巣もガドリニウム造影病巣もない，④MSに関連した脳萎縮がないことを治療目標とする[23]。

すべてのMSに対して最初から効果の強い（しかし，副作用が起きたときは重篤な）再発予防薬を使用していけば再発やEDSSスコアの悪化予防にはなるが，MSの約20%では40年に渡って進行のない良性型MS（benign MS）と言われる症例が存在することは無視できない[24]。良性MS症例に強力な治療を長期間行い結果的に重篤な副作用が生じることは避けなければならな

## 表2　多発性硬化症の予後因子

| 良性 MS を示唆する所見 | 予後不良因子 |
| --- | --- |
| 若年発症<br>女性<br>初発時の運動症状が少ない<br>MRI で病巣が少ない<br>大脳皮質病変がない<br>髄液 OCB 陰性<br>HLA DRB1*0405（外注可，保険適用外） | 高齢発症<br>男性<br>喫煙<br>血中ビタミン D 低値<br>ヨーロッパ系以外の人種<br>併存疾患（高血圧，心疾患，精神疾患，てんかんなど）<br>MRI で病巣多い，病巣体積大きい<br>Gd 造影病変がある<br>脳幹，小脳病変がある<br>脊髄病変がある<br>脳萎縮がある<br>灰白質病変がある<br>PPMS である<br>再発頻度が高い<br>初発から再発の間隔が短い<br>脳幹，小脳，脊髄病変で初発<br>症状回復が不完全<br>診断時にすでに神経症状が強い<br>初発時に複数の病巣の症状がある<br>認知機能障害が早期から出現<br>髄液 OCB 陽性<br>光干渉断層計（OCT）で網膜神経線維層の菲薄化<br>HLA　DRB1*1501（外注可能，保険適応外） |

OCB：oligoclonal band, PPMS：primary progressive multiple sclerosis
（Yoshimura S, et al.：Genetic and infectious profiles of Japanese multiple sclerosis patients. PloS one 7：e48592, 2012[25]), Shinoda K, et al.：HLA-DRB1*04：05 allele is associated with intracortical lesions on three-dimensional double inversion recovery images in Japanese patients with multiple sclerosis. Multiple sclerosis（Houndmills, Basingstoke, England）24：710-720, 2018[26]), Rotstein D, et al.：Reaching an evidence-based prognosis for personalized treatment of multiple sclerosis. Nat Rev Neurol 15：287-300, 2019[27])をもとに作成）

い。一方では早期から再発，EDSS スコアが進行する症例もあり，このような症例には初期から積極的な治療を行っていく必要がある。これまでの多くの疫学的調査から良性型 MS と関連する因子，障害の進行しやすい予後不良な MS と関連する因子がわかっている[25〜27]（**表2**）。この予後良好および不良因子をもとに患者ごとに予後を予測して予後不良因子が少ない場合には重篤な副作用の少ないインターフェロンやグラチラマー酢酸塩から開始して，予後不良因子が多ければフィンゴリモド，シポニモド，オファツムマブ，ナタリズマブを初期から使用し，どちらとも言えない場合には中間的なフマル酸ジ

メチルを使用することが理にかなっている。

## 1. MS に初めて再発予防薬を導入するとき

　最初の再発予防薬導入に際して考慮すべき点は①MS の予後予測，②PML リスク，③PML 以外の一般感染症リスク，④患者の嗜好である。再発予防効果，MRI での Gd 造影病変，脳萎縮抑制効果などを考慮すると薬剤の効果としてはナタリズマブ≧オファツムマブ＞フィンゴリモド・シポニモド≧フマル酸ジメチル＞インターフェロン・グラチラマー酢酸塩となる。PML リスクはナタリズマブ＞フィンゴリモド・シポニモド＞フマル酸ジメチル＞オファツムマブ＞＞インターフェロン・グラチラマー酢酸塩である。一般感染症リスクに関してはオファツムマブ＞ナタリズマブ・フィンゴリモド・シポニモド・フマル酸ジメチル＞＞インターフェロン・グラチラマー酢酸塩である。これらを踏まえて，上述の予後不良因子がほとんど当てはまらない場合にはインターフェロンまたはグラチラマー酢酸塩を勧めて，自己注射を嫌がる場合にはフマル酸ジメチルを選択する。予後予測から予後不良因子が多く当てはまる場合にはナタリズマブ，フィンゴリモド，オファツムマブから選択する。ナタリズマブ，フィンゴリモド，オファツムマブのどれかから選択する場合には予後予測因子の検討と同時に PML リスクと一般感染症リスクを事前に評価して PML リスクが高い場合にはオファツムマブを選択し，PML 以外の感染症リスクが高い場合にはナタリズマブまたはフィンゴリモドを選択する。どちらのリスクも低い場合には患者と主治医の治療しやすいもので開始する。予後不良因子が多いとも少ないとも言えない場合には，患者や主治医の嗜好次第であるが，一般的には内服という患者の受け入れのよさからフマル酸ジメチルまたはフィンゴリモドが選択されていることが多い印象である。シポニモドは保険適用が SPMS なのであえて最初から導入することは少ないはずである。**図 1** に治療薬選択の目安を示した。

## 2. 再発予防薬を導入しているが再発したとき

　臨床的に再発したときに再発予防薬をより強力なものに変更するかが問題となる。短期間に再発を繰り返す場合や経過観察の MRI で病変が経時的に増えていたりする症例には治療薬の変更が望ましい。一方で数年間に渡って再発がなく，久しぶりに再発しても症状も軽く，MRI での新規病変がわずかで，脳萎縮も見られないような場合には臨床的再発であっても，むしろ数年間にわたって良好に病勢がコントロールできていたと考えて再発予防薬の変更はする必要はないと考えることもできる。数年ぶりの臨床的再発であっても経過中の MRI で臨床症状には現れない T2 病変や造影病変が多く出現していた

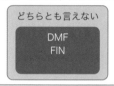
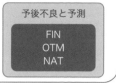
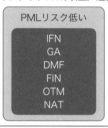
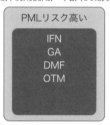
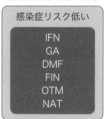
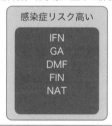
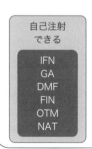
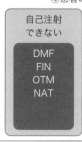
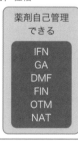
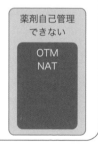

**図1　多発性硬化症再発予防薬選択基準**

上記①〜④項目を参照してなるべく多くに該当する薬剤を選択する
IFN：インターフェロン-β-1a, -1b, GA：グラチラマー酢酸塩, DMF：フマル酸ジメチル,
FIN：フィンゴリモド, OTM：オファツムマブ, NAT：ナタリズマブ

り，脳萎縮も起こしているような場合には病勢のコントロールができていないと考えてより強力な薬への変更が望ましい。インターフェロン，グラチラマー酢酸塩，フマル酸ジメチルを使用している場合にはナタリズマブ，フィンゴリモド・シポニモド，オファツムマブへの変更をする。フィンゴリモド・シポニモドを使用している場合にはナタリズマブ，オファツムマブへ変更する。ナタリズマブを使用していても効果がないときにはナタリズマブに対する中和抗体の存在を考慮してオファツムマブへ変更する。また，ナタリズマブを使用していて症状が悪化する場合には必ず PML 発症の可能性を考慮する。オファツムマブを使用していても効果が低い場合にはナタリズマブへの変更を考慮してもよいがエビデンスに乏しい。

## 3. 再発予防薬を再発，病勢コントロール以外の理由で変更するとき

病勢がコントロールされているにもかかわらず副作用，薬剤相互作用などで変更を余儀なくされる場合がある。インターフェロンからの変更はグラチラマー酢酸塩またはフマル酸ジメチル。グラチラマー酢酸塩からの変更はインターフェロンまたはフマル酸ジメチル。フマル酸ジメチルからの変更はインターフェロン，グラチラマー酢酸塩，フィンゴリモド。フィンゴリモド・シポニモドからの変更はフマル酸ジメチル，オファツムマブ。オファツムマブからの変更はフマル酸ジメチル，フィンゴリモド・シポニモド，ナタリズマブ。ナタリズマブからの変更はフィンゴリモド・シポニモド，オファツムマブとなる。これらの変更も副作用の内容，MS の活動性，PML リスク，感染症リスクなどを患者ごとに評価して決めていく。

## 4. 妊娠希望のあるとき

自己免疫疾患は一般的に妊娠により病勢が低下する。女性にとって異物（非自己）である胎児が体内にいる状態では非自己である胎児を排除しないように免疫学的寛容が起きるからで，それによって自己免疫疾患の病勢も低下するのである。MS も自己免疫疾患であり妊娠そのものが再発予防の役割を果たす。特に妊娠第 3 三半期（28 週以降）は約 70％の再発抑制効果をもたらす[4]。ただし出産後は急激に再発リスクが高くなる[3]。出産後は速やか（数日以内）に再発予防薬を再開することが望ましい。

MS の女性患者の妊娠は計画的に行うことが望ましい。まずは寛解状態（臨床的再発なく，できれば新規 MRI 病変もない状態）を 1 年以上維持していたほうがよい。いずれの再発予防薬も日本人患者での妊娠に関する安全性の大規模データは存在しないため海外からの報告がもとになっている。

インターフェロン-$\beta$-1a，-1b，グラチラマー酢酸塩はコホート調査でも

妊娠に対する安全性は確立している[5]。特にグラチラマー酢酸塩が妊娠中の第一選択薬で欧州での妊娠中の再発予防治療として認可を受けている[5]。インターフェロン-β-1a，-1b，グラチラマー酢酸塩使用中で妊娠した場合には理論的にはそのまま継続して出産可能である。ただしわが国のガイドラインやエキスパートオピニオンではより慎重な記載が多く，インターフェロン-β-1a，-1b もグラチラマー酢酸塩も妊娠直前に中止または妊娠が判明したら中止，ただし再発リスクの高い症例ではグラチラマー酢酸塩のみ継続という方針が提案されることもある。

　フィンゴリモドは妊娠初期暴露により流産や胎児の先天異常のリスクが高まることから禁忌である。妊娠の 2 ヵ月以上前に他剤への切り替えが必要である。予期せぬ妊娠が判明した場合には速やかに他剤に切り替える。機序がほぼ同様のシポニモドも禁忌であるがシポニモドは妊娠前の中止期間が 10 日でよい。切り替えはグラチラマー酢酸塩が第一選択で，その次にインターフェロンを検討する。それが難しいならナタリズマブへの切り替えを検討する。

　フマル酸ジメチルは妊娠判明するまでは継続可能であるが妊娠中に継続した場合のリスクが疫学的に判明していないため妊娠判明後には他剤への切り替えを検討する。切り替えはグラチラマー酢酸塩が第一選択で，その次にインターフェロンを検討する。その次はナタリズマブへの切り替えを検討する。

　ナタリズマブは胎盤を通過しないことがわかっていて流産のリスクは一般の妊娠と同等である。一過性に胎児の貧血や血小板減少が認められることがあるもののいずれも軽症であったと報告されている[28]。活動性が高く再発リスクが高い患者の場合には，妊娠により再発リスクの下がる妊娠後期（30～34 週）まで続けることも可能である。どうしても継続が必要と判断すれば症例によっては全妊娠期間継続することを選択してもよいが母体，胎児ともに注意深い観察を要する。

　オファツムマブは添付文書では動物実験（カニクイザル）では胎盤を通過して乳児の免疫力低下による感染症での死亡が確認されている。一方で動物実験では流産，先天異常のリスクは増加しなかった。ヒトでの大規模な妊娠中の安全性に関するデータはないが，添付文書上は有益性が危険性を上回るなら投与可能となっている。また同じ抗 CD20 抗体のリツキシマブにおいても妊娠における安全性の大規模データはないためオファツムマブに関しても現時点では投与継続の可否は明確には判断できない。添付文書に従うなら他の再発予防薬がどうしても使用できず，再発リスクが高いという症例には継続投与をせざるを得ないであろう。

## 14　多発性硬化症（MS）

### 5．妊娠，授乳中の検査

妊娠中の MRI では 1.5 テスラ，3 テスラともに胎児への有害事象の報告は存在しないが妊娠初期（第 1 三半期＝13 週 6 日まで）は避けるべきとされている[29]。ただし現実的には低リスクと考えられるので有益性がリスクを上回ると判断される場合には同意を得たうえで行う。第 1 三半期を過ぎれば単純 MRI は問題なく施行してよい。Gd 造影剤は添付文書では妊娠中は有益性とリスクを考慮し判断するとなっている。神経学会のガイドラインでは妊娠中の Gd 造影剤の使用は避けると記載があり[2]，日本医学放射線学会のガイドラインでは MRI の Gd 造影剤は「死産，新生児死亡，出生後のリウマチ様皮疹，炎症性皮膚症状の発生率を上昇」させる可能性があり，「治療方針決定に必要で，より安全な代替検査がなく，妊娠終了まで待てない場合」は CT/MRI は造影も含めて施行可能，造影 MRI については「より慎重な適応決定を要する」となっている[30]。これらの記載を考慮すると実際にはほとんどの症例では単純 MRI のみで判断すべきであろう。

現実的な対応として妊娠中は初期であっても再発が疑われる場合には単純 MRI は施行せざるを得ないだろう。ただし Gd 造影を行う必要があるかは単純 MRI の所見を検討したうえでどうしても治療方針決定に造影検査が必要な症例に限るということになる。

授乳期の妊婦に Gd 造影剤を使用した場合には Gd 造影剤使用後の 24 時間は授乳を避ける。

髄液検査に関しては妊娠第 1 三半期においてキシロカインで局所麻酔した 947 例で奇形発生率の増加は認められなかった[31]ためキシロカインでの局所麻酔は安全である。腰椎穿刺そのものは妊娠への影響は考えられないが妊婦は皮下脂肪が増えているので穿刺が少し難しいかもしれないという程度であり基本的に腰椎穿刺は施行可能と考えられる。そもそも出産時の帝王切開で腰椎麻酔のために腰椎穿刺をしているわけなので安全性は担保されている。

### 6．妊娠・授乳中の再発時急性期治療

再発時の対応はわが国のガイドラインではステロイドパルスと血液浄化療法は有益性が危険性を上回ると考えられる場合に十分に説明のうえで施行するとなっている[2]。

ステロイド投与は大催奇形性のリスクは高くないが妊娠初期の口蓋形成が完了する 12 週までに暴露された場合には口蓋裂のリスクは 3.4 倍に上昇する[32]。これは通常の口唇口蓋裂のリスクである 1/500〜700 が 3.4/500〜700 に上昇するということである。このリスクが高いか低いかは個々の医師と患者の判断にゆだねるしかない。ステロイド投与による口唇口蓋裂リスク

増加を患者が許容できない場合にはステロイドパルスを行わずに血液浄化療法のみで治療するという方法もある[2]。

授乳中にステロイドパルス療法を施行する場合はステロイドパルス後2時間は授乳を避ける。

## 7. 授乳を希望するとき

授乳中に再発を起こした場合はステロイドパルスを施行する。ステロイドパルスを行ってから2時間以内は授乳を避けることが望ましい[4]。ガドリニウム造影剤使用後24時間は授乳を避ける。授乳中のIVIGは施行可能で乳児への有害事象は報告されていない[33]。

基本的にすべての再発予防薬の使用中は授乳を中止するほうがよいとされている。妊娠中に再発予防薬を中止していた場合にも出産後は速やかに再発予防薬を再開するため，授乳は再発予防薬再開までの数日間に限られる。ただしナタリズマブは最終投与から12週は授乳しないことが望ましいので，ナタリズマブを妊娠後期まで使用していた場合には出産直後の授乳も避けるべきである。どうしても授乳継続を希望する場合にはインターフェロン−β−1a，−1b，グラチラマー酢酸塩は母乳に移行した成分を乳児が経口摂取しても理論上は消化管で分解されると考えられるため，授乳を考慮してもよいが安全性に関するデータはない。フマル酸ジメチル内服中の授乳は避けるべきである。フィンゴリモドに関しては授乳の安全性に関してデータがない。

## 8. SPMSのとき

SPMSの場合にはわが国の保険適用病型ではシポニモドとオファツムマブが適用になるためまずはシポニモドかオファツムマブの投与を検討する。わが国の最新のガイドラインでは活動性が高い場合にはオファツムマブを推奨している[2]。副作用や遺伝子多型などでシポニモドもオファツムマブも使用ができない場合には，厳密には適用外使用になるが他剤を検討する。SPMSと診断するということは病勢コントロールができていないと判断するのが妥当であり，再発予防効果の高いものを選択するほうがよい。シポニモド，オファツムマブ以外ならフィンゴリモドかナタリズマブ，またはフマル酸ジメチルを選択する。

## 9. PPMSのとき

抗CD20抗体であるオクレリズマブはPPMSに対する効果が認められて2017年にFDAで認可されている[4,34]。また同じく抗CD20抗体であるリツキシマブも若年かつMRIでの活動性の高い患者に限定すればPPMSへの効果

が報告されている[35]。わが国では PPMS に対して認可されている薬剤はないものの，これらの知見を踏まえるのであれば PPMS に対しては抗 CD20 抗体であるオファツムマブを選択することが妥当である。

## 10. MS としては非典型的で視神経脊髄炎（neuro myelitis optica：NMO）が疑われるがアクアポリン 4（aquaporin4：AQP4）抗体陰性, myelin oligodendrocyte glycoprotein（MOG）抗体陰性のとき

Cell-based assay（CBA）法を用いた AQP4 抗体，MOG 抗体測定まで行えば NMO と MS の鑑別に迷うことはほとんどないが，十分に他疾患を鑑別しても MS よりも NMO が疑わしくかつ抗体が陰性で NMO と言い切れない場合がごく稀にある。姑息的であるが MS, NMO のどちらにも再発予防効果のあるアザチオプリンか，NMO でリツキシマブの再発予防効果があるため同じ抗 CD20 抗体であるオファツムマブを使用することで対応する。

## 6 患者や家族に対する説明

患者本人の性別，併存疾患などの背景を考慮してもっとも適すると考えられる治療から開始し，治療は画像的，臨床的再発がないことを目標とするため再発時には再発予防薬の変更を検討することを説明する。

### 📖 Reference

1) 日本神経学会：多発性硬化症・視神経脊髄炎診療ガイドライン 2017. 医学書院，東京，2017
2) 日本神経学会「多発性硬化症・視神経脊髄炎スペクトラム障害診療ガイドライン」作成委員会：多発性硬化症・視神経脊髄炎スペクトラム障害診療ガイドライン 2023. 東京，医学書院，2023
3) Rae-Grant A, Day GS, Marrie RA, et al.：Practice guideline recommendations summary：Disease-modifying therapies for adults with multiple sclerosis：Report of the Guideline Development, Dissemination, and Implementation Subcommittee of the American Academy of Neurology. Neurology **90**：777-788, 2018
4) Yamout B, Sahraian M, Bohlega S, et al.：Consensus recommendations for the diagnosis and treatment of multiple sclerosis：2019 revisions to the MENACTRIMS guidelines. Mult Scler Relat Disord **37**：101459, 2020
5) Montalban X, Gold R, Thompson AJ, et al.：ECTRIMS/EAN Guideline on the pharmacological treatment of people with multiple sclerosis. Mult Scler **24**：96-120, 2018
6) The IFNβ-1b Multiple Sclerosis Study Group：Interferon beta-1b is effective in relapsing-remitting multiple sclerosis. I. Clinical results of a multi-

center, randomized, double-blind, placebo-controlled trial. Neurology **43** : 655-661, 1993

7) Jacobs LD, Cookfair DL, Rudick RA, et al. : Intramuscular interferon beta-1a for disease progression in relapsing multiple sclerosis. The Multiple Sclerosis Collaborative Research Group (MSCRG). Ann Neurol **39** : 285-294, 1996

8) La Mantia L, Munari LM and Lovati R : Glatiramer acetate for multiple sclerosis. Cochrane Database Syst Rev **12** : CD004678, 2010

9) Gold R, Kappos L, Arnold DL, et al. : Placebo-controlled phase 3 study of oral BG-12 for relapsing multiple sclerosis. N Engl J Med **367** : 1098-1107, 2012

10) Fox RJ, Miller DH, Phillips JT, et al. : Placebo-controlled phase 3 study of oral BG-12 or glatiramer in multiple sclerosis. N Engl J Med **367** : 1087-1097, 2012

11) Kappos L, Radue EW, O'Connor P, et al. : A placebo-controlled trial of oral fingolimod in relapsing multiple sclerosis. N Engl J Med **362** : 387-401, 2010

12) Doggrell SA : Oral fingolimod for relapsing-remitting multiple sclerosis. Evaluation of : Kappos L, Radue E-M, O'Connor P, et al. A placebo-controlled trial of oral fingolimod in relapsing multiple sclerosis. N Engl J Med 2010 ; 362 : 387-401 ; and Cohen JA, Barkhof F, Comi G, et al. Oral fingolimod or intramuscular interferon for relapsing multiple sclerosis. N Engl J Med 2010 ; 362 : 402-15. Expert Opin Pharmacother **11** : 1777-1781, 2010

13) Hashimoto Y, Shinoda K, Tanaka E, et al. : Re-emergence of a tumefactive demyelinating lesion after initiation of fingolimod therapy. J Neurol Sci **379** : 167-168, 2017

14) Harirchian MH, Taalimi A and Siroos B : Emerging tumefactive MS after switching therapy from interferon-beta to fingolimod : A case report. Mult Scler Relat Disord **4** : 400-402, 2015

15) Boangher S, Goffette S, Van Pesch V, et al. : Early relapse with tumefactive MS lesion upon initiation of fingolimod therapy. Acta Neurol Belg **116** : 95-97, 2016

16) Kappos L, Bar-Or A, Cree BAC, et al. : Siponimod versus placebo in secondary progressive multiple sclerosis (EXPAND) : a double-blind, randomised, phase 3 study. Lancet **391** : 1263-1273, 2018

17) Hauser SL, Bar-Or A, Cohen JA, et al. : Ofatumumab versus Teriflunomide in Multiple Sclerosis. N Engl J Med **383** : 546-557, 2020

18) Hauser SL, Bar-Or A, Comi G, et al. : Ocrelizumab versus Interferon Beta-1a in Relapsing Multiple Sclerosis. N Engl J Med **376** : 221-234, 2017

19) Alping P, Frisell T, Novakova L, et al. : Rituximab versus fingolimod after natalizumab in multiple sclerosis patients. Ann Neurol **79** : 950-958, 2016

20) Polman CH, O'Connor PW, Havrdova E, et al. : A randomized, placebo-controlled trial of natalizumab for relapsing multiple sclerosis. N Engl J Med **354** : 899-910, 2006

21) Miller DH, Soon D, Fernando KT, et al. : MRI outcomes in a placebo-controlled trial of natalizumab in relapsing MS. Neurology **68** : 1390-1401, 2007

22) Lorscheider J, Benkert P, Lienert C, et al. : Comparative analysis of natalizumab versus fingolimod as second-line treatment in relapsing-remitting multiple sclerosis. Mult Scler **24** : 777-785, 2018

23) Arnold DL, Li D, Hohol M, et al. : Evolving role of MRI in optimizing the treatment of multiple sclerosis : Canadian Consensus recommendations. Mult Scler J Exp Transl Clin **1** : 2055217315589775, 2015

24) Skoog B, Runmarker B, Winblad S, et al. : A representative cohort of patients with non-progressive multiple sclerosis at the age of normal life expectancy. Brain **135** : 900-911, 2012

25) Yoshimura S, Isobe N, Yonekawa T, et al. : Genetic and infectious profiles of Japanese multiple sclerosis patients. PLoS One **7** : e48592, 2012

26) Shinoda K, Matsushita T, Nakamura Y, et al. : HLA-DRB1\*04 : 05 allele is associated with intracortical lesions on three-dimensional double inversion recovery images in Japanese patients with multiple sclerosis. Mult Scler **24** : 710-720, 2018

27) Rotstein D and Montalban X : Reaching an evidence-based prognosis for personalized treatment of multiple sclerosis. Nat Rev Neurol **15** : 287-300, 2019

28) Haghikia A, Langer-Gould A, Rellensmann G, et al. : Natalizumab use during the third trimester of pregnancy. JAMA Neurol **71** : 891-895, 2014

29) Kanal E, Barkovich AJ, Bell C, et al. : ACR guidance document on MR safe practices : 2013. J Magn Reson Imaging, **37** : 501-530, 2013

30) 日本医学放射線学会編 : 画像診断ガイドライン 2021 年版. 東京, 金原出版, 2021

31) Heinonen OP, Denis S, Shapiro S, et al. : Birth Defects and Drug In Pregnancy. Publishing Sciences Group, 1977

32) Park-Wyllie L, Mazzotta P, Pastuszak A, et al. : Birth defects after maternal exposure to corticosteroids : prospective cohort study and meta-analysis of epidemiological studies. Teratology, **62** : 385-392, 2000

33) Achiron A, Kishner I, Dolev M, et al. : Effect of intravenous immunoglobulin treatment on pregnancy and postpartum-related relapses in multiple sclerosis. J Neurol, **251** : 1133-1137, 2004

34) Montalban X, Hauser SL, Kappos L, et al. : Ocrelizumab versus Placebo in Primary Progressive Multiple Sclerosis. N Engl J Med **376** : 209-220, 2017

35) Hawker K, O'Connor P, Freedman MS, et al. : Rituximab in patients with primary progressive multiple sclerosis : results of a randomized double-blind placebo-controlled multicenter trial. Ann Neurol **66** : 460-471, 2009

（太田　浄文）

# 15 視神経脊髄炎

neuromyelitis optica

## 治療のポイント

- 急性期にはステロイドパルスが第一選択であるが積極的に血液浄化療法の追加治療を考慮したほうがよい。
- 一度再発すると2〜3年程度はクラスター期として再発リスクが高いため，その時期には積極的に再発予防薬の導入を検討すべきである。
- 状態の安定している患者に新規薬剤の導入をしたほうがよいかは結論が出ていない。
- 新規再発予防薬はそれぞれ特性があり患者の状態によって使い分けるべきであるが明確なエビデンスはない。

## 1 概説

　視神経脊髄炎（neuromyelitis optica：NMO）はこの数年でいくつも新規の再発予防薬が開発され予後が劇的に改善している。従来はステロイドと免疫抑制剤での再発予防が主であったが新規にエクリズマブ，ラブリズマブ，サトラリズマブ，イネビリズマブ，リツキシマブが保険収載され，劇的な効果を示している[1〜4]。しかしそれぞれの薬剤に関しての適応症例や導入のタイミングなどはまだエビデンスが蓄積されていない。それぞれの薬の特性を考慮して患者ごとに投与を検討する必要がある。急性期治療に関してはステロ

15 視神経脊髄炎

イドパルス療法，血液浄化療法，免疫グロブリン静注療法（intravenous immunoglobulin：IVIG）が使用されるが急性期における血液浄化療法の積極的使用が長期予後も改善しうることが判明してきている。

## 2 ガイドライン

日本神経学会より多発性硬化症・視神経脊髄炎スペクトラム障害診療ガイドライン2023が発刊されている[5]。ガイドラインの内容を以下に要約する。
・急性期治療はステロイドパルスが第一選択で症状の改善が乏しい場合には血液浄化療法や免疫グロブリン静注療法を行う。重症例にはできるだけ早く血液浄化療法を検討する。
・再発予防は経口ステロイドに旧来の治療としてアザチオプリン，ミコフェノール酸モフェチル，タクロリムス，シクロスポリン，新規薬剤として生物学的製剤であるエクリズマブ，ラブリズマブ，サトラリズマブ，イネビリズマブ，リツキシマブなどの併用が推奨されている[5]。
・再発予防薬の導入を旧来の免疫抑制剤から開始するか生物学的製剤から開始すべきかは個々の症例によって費用対効果，副作用など加味して慎重な検討を要する。
・旧来の免疫抑制剤で再発をした場合には生物学的製剤への変更を行う。
・どの生物学的製剤をどのような症例に選択すべきかに関してはエビデンスがない。

## 3 治療の実際

### ●急性期の治療

ステロイドパルス療法（メチルプレドニゾロン500〜1,000 mg/日，3〜5日）が第一選択である。可能な限り早く（入院当日に）行うことが望ましい。ステロイドパルス療法に不応の場合には血液浄化療法を行う。ステロイドパルスを1クールまたは2クール行って反応を見て血液浄化療法を検討することになるが，実際には最初から血液浄化療法を行うことを念頭に置いて腎臓内科に相談しておき，再発急性期の症状や画像所見などから重症と判断した場合にはなるべく早めに血液浄化療法を行うことが望ましい。

NMOに対する血液浄化療法のメタ解析では再発から8〜23日目に血液浄化療法が行われており，開始時期によらず効果的であったとされていて再発から3週間以内なら効果が期待できる[6]。さらに積極的に血液浄化療法を行うことで予後が改善する可能性があり，ステロイド不応性の場合に血液浄化

療法を追加する群と最初からステロイドパルス療法と血液浄化療法を併用する群で比較して併用群のほうが予後はよい傾向にあるという報告[7]や再発急性期に血液浄化療法を行った場合はその後の再発が減少することが報告されている[6,8]。以上を踏まえると再発が重症の場合には即座にステロイドパルス療法を開始してステロイドパルス療法終了後すぐまたはステロイドパルス療法施行中に血液浄化療法を併用する形で行うべきである。再発の重症度がそれほどでもない場合にはステロイドパルス療法の効果を確認しつつステロイドパルス2クール目を行うか血液浄化療法を行うかを検討するというのがよいのであろう。再発急性期の免疫グロブリンの使用に関しては効果が報告されているがエビデンスが十分ではないことや即効性に欠けることから血液浄化療法が何らかの理由で行えない場合に考慮する。ステロイドパルス療法を行わずに免疫グロブリン単独での治療の場合には効果が低いと報告されており単独治療は推奨されない[9〜11]。再発急性期に免疫グロブリンを行うことで急性期の効果に加えて，その後の再発予防効果も認められる[9,11]。

## 4 再発予防治療戦略

### 1. 旧来の方法

　生物学的製剤が登場するまでの治療は急性期の治療後に経口ステロイドを1 mg/kg/日で開始して免疫抑制剤を併用しつつ1ヵ月ほどで20 mg/日まで減量し，その後に1〜1.5年で10 mgまで減量していくという方法がとられていた[12]。アザチオプリン，タクロリムス，シクロスポリン，ミコフェノール酸モフェチルなどが使用されている[5,13]。実際にこの方法でステロイドを中止できる症例も多くあり，ステロイドが少量で病勢がコントロールされている症例に敢えて新規薬剤に変更するメリットはあまりないと考えられる。病勢がコントロールされてない場合には新規治療薬である生物学的製剤への切り替えが必要である。

### 2. 新規治療薬の使用

　わが国ではエクリズマブ，ラブリズマブ，サトラリズマブ，イネビリズマブ，リツキシマブが使用可能である。新規の5剤は臨床試験の成績からアクアポリン4（aquaporin 4：AQP4）抗体陰性NMO症例には使用すべきではない。エクリズマブ，ラブリズマブ，サトラリズマブ，イネビリズマブ，リツキシマブのNMOにおける効果を作用点から見てみる。

　まずNMOの病態の概略は以下のようになっている（**図1**）。B細胞（CD19，20陽性）がインターロイキン（interleukin：IL）-5やIL-6の刺激を受けて形

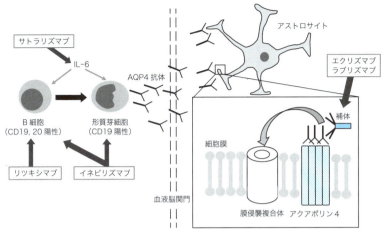

図1　視神経脊髄炎治療薬の作用機序

質芽細胞（CD19陽性）に分化しAQP4抗体を産生する。IL-6は形質芽細胞の抗体産生亢進，寿命延長効果も持つ。産生されたAQP4抗体が血液脳関門を突破してアストロサイト上のAQP4に結合する。AQP4抗体結合により補体活性化して膜侵襲複合体という穴を細胞膜に作ることで細胞膜機能が喪失しアストロサイトの細胞死をもたらす。

　エクリズマブとラブリズマブはこの障害経路の最終過程である補体活性化を抑制することで膜侵襲複合体形成を抑制して再発予防効果を示す。サトラリズマブはIL-6を阻害することでB細胞から形質芽細胞への分化を抑制し，かつ形質芽細胞の寿命短縮，抗体産生抑制効果をもたらす。イネビリズマブはCD19陽性細胞であるB細胞および形質芽細胞を減少させて抗体産生を抑制する。リツキシマブはCD20陽性細胞のB細胞を減少させて抗体産生を抑制する。これらの機序によりNMOの再発予防効果をそれぞれもたらしている。以下にそれぞれの臨床試験も踏まえて解説する。

● エクリズマブ（ソリリス®）
　再発予防効果を示し再発率は94％減少する[1,14]。理論上は再発急性期に細胞障害が現在進行形で起きている状態で使用しても膜侵襲複合体形成阻害作用により，細胞死の最終過程そのものを止めることが期待できる。そのため本来の再発予防という使用目的と異なるが，急性期の障害を止める目的でも使用を検討してもよい。有効性と効果発現の迅速性という点ではもっとも優れている薬剤である。欠点としては膜侵襲複合体は人体に備わっている防御

機構の一つであるため，その阻害作用により髄膜炎菌感染リスクが通常の1,000〜2,000倍程度に上昇する[15]。緊急時を除き使用前には必ず髄膜炎菌ワクチン接種が必要である。また日本人では約3.5％にC5遺伝子のエクソン21に多型（c.2654G＞A）が存在しこの遺伝子多型を持つ場合にはエクリズマブが結合できず効果を発揮しない[16]。これは日本人では30人に1人の割合でエクリズマブが効かないことを意味する。非常に高額な薬剤であり使用前にC5遺伝子多型の有無を知る必要がある。実際にはエクリズマブは販売元のアレクシオンファーマに依頼することで本稿執筆時点では無償でC5遺伝子多型の有無を測定することができる。もちろん，C5遺伝子多型があれば使用は控えるべきである。簡便な検査としては治療後にCH50を測定して感度以下になっていれば治療不応群ではないことが確認できるという報告がある[17]。ただしこの報告ではCH50測定はエクリズマブ開始3年経過して測定しているので，治療開始後の短期間に不応例かどうかを確認できるかどうかはわかっていない。発作性夜間ヘモグロビン尿症に対してエクリズマブを使用したデータではエクリズマブ投与1時間後にはCH50は優位に減少したという報告もあり[18]投与数日後にはCH50の反応性を評価できる可能性もある。2週間ごとの点滴が必要な点は他剤と比較して治療の簡便性に劣る点である。薬価は1年間で約6,000万円である。

● ラブリズマブ（ユルトミリス®）

　作用機序はエクリズマブと同じく補体阻害作用で再発抑制率は98.6％と非常に高い[19]。

　作用機序および再発予防効果はエクリズマブと同等であるが，維持期の投与間隔が8週間ごとの投与になるためエクリズマブよりも使いやすい。2023年に保険適用になったばかりのため，今後はエクリズマブよりも優先して使用されると思われる。エクリズマブと同じくC5遺伝子多型がある場合には効果がないので，導入前には販売元であるアレクシオンファーマに依頼して遺伝子検査を行う必要がある。髄膜炎菌ワクチンが必要な点など注意点はエクリズマブと同じである。薬価は1年間で4,000〜5,000万円である。

● サトラリズマブ（エンスプリング®）

　再発率は79％減少する[2,14]。4週に一度の皮下注射で簡便である。IL-6は生体の炎症反応の基本となるサイトカインであるため，サトラリズマブ投与下では何らかの感染を発症しても発熱やCRP上昇をきたしにくい。そのために微熱や軽微な感染兆候であっても重篤な感染症を起こしていることがあるため十分な注意が必要である。IL-6阻害作用により形質芽細胞のAQP4抗体

15 視神経脊髄炎

産生が減少してくるまで効果発現を待つ必要があるため効果発現の迅速性ではエクリズマブ，ラブリズマブに劣る。薬価は1年間で約2,000万円である。

● イネビリズマブ（ユプリズナ®）

再発率は77%減少する[3,14]。6ヵ月に一度の点滴のため患者の負担は少ない。CD19抗体でありB細胞および形質芽細胞を減少させる。問題点はCD20抗体のリツキシマブと同じくB型肝炎の再活性化を含めた感染症への防御機構低下，抗体ができにくいのでワクチン接種の効果が低いことである。B細胞と形質芽細胞が減少して結果的にAQP4抗体が減少するまで効果発現を待つことになるので迅速性ではエクリズマブ，ラブリズマブに劣る。薬価は1年間で約2,100万円である。

● リツキシマブ

わが国で行われた二重盲検試験では偽薬19例，実薬19例において72週間の観察で実薬の再発はなく偽薬で7例の再発が観察されたため少数ではあるが再発予防は100%であった[4]。後方視的に他の研究を総合すると再発予防効果は62.9%（52～88%）である[14]。使用方法は1回量375 mg/m$^2$を1週間間隔で4回点滴静注する。その後，初回投与から6ヵ月ごとに1回量1,000 mg/bodyを2週間間隔で2回点滴静注する。効果発現は最低でも1ヵ月程度（1～5ヵ月）を要する。リツキシマブ投与が効くかどうかはB細胞の抑制次第であり，CD19細胞の測定がリツキシマブ投与下ではモニタリングに適しておりCD19細胞数が$0.01 \times 10^9$/Lを超えればリツキシマブの投与を行うべきであると推奨する意見もある[20]。問題点としてはイネビリズマブと同じくB型肝炎の再活性化を含めた感染症への防御機構低下，抗体ができにくいのでワクチン接種の効果が低いことである。薬価は導入する年は約120万円，2年目からは約75万円である。

## 5 治療戦略の実際

これまでの免疫抑制剤とステロイドなどを組み合わせた再発予防と新規薬剤の使い分けは，まだ明確なコンセンサスが得られていない。ガイドラインを読み込んだ筆者の感想では，学会としては生物学的製剤を勧めたいが，薬価の観点や長期予後が不明であることなどからはっきりと生物学的製剤を勧めるとまでは言えず弱い推奨に留まっている，という印象を受けた。

これまでのエビデンス，ガイドライン，薬剤機序やエキスパートオピニオンなどを総合して検討し，以下の治療を提唱する。

## 1. 従来の治療からの切り替え

　ステロイドや免疫抑制剤を使用して，ステロイド使用量が低用量（10 mg未満）に抑えられている場合には必ずしも新規薬剤に変更の必要はない。ステロイドが減量できない症例や 10 mg 以上/日のステロイドを使用していても再発を起こした場合にはエクリズマブ，ラブリズマブ，サトラリズマブ，イネビリズマブ，リツキシマブのいずれかを追加しつつ慎重にステロイドを減量すべきである。その際には治療前後の血液 CH50，CD19 細胞数，髄液IL-6 などを参照してステロイドの減量時期を決めるべきであろう。エクリズマブ，ラブリズマブ，サトラリズマブ，イネビリズマブ，リツキシマブをいつまで継続するかに関しては今のところ不明である。

## 2. 新規に治療を生物学的製剤で始める場合

　NMO と診断されたら何らかの再発予防薬導入は必須である。ステロイド単独での治療では再発予防に高用量の継続が必要であり現実的ではない。生物学的製剤か免疫抑制剤の併用が必要である。生物学的製剤の効果は免疫抑制剤よりも優れていることは明らかであるが医療経済的な費用の面での問題は残る。ただし臨床医としては効果に優れる治療を患者に勧めたいところである。生物学的製剤の使用に関しては下記の方法を提案する。

　重篤な症状かつ，まだ急性期で病勢の鎮静化と再発予防薬導入を同時並行して早めに開始したい場合には早期の効果が見込めるエクリズマブやラブリズマブを開始する。特に発症後または再発後の 2〜3 年程度はクラスター期とされていて再発リスクが高い[21]。そのため 2〜3 年はエクリズマブ，ラブリズマブを使用してその後にステロイドや免疫抑制剤を併用しつつサトラリズマブに変更，さらにイネビリズマブに変更という戦略も考えられる。急性期の治療で症状，病勢が落ち着いた場合には，最初からサトラリズマブやイネビリズマブ，リツキシマブを導入することも検討する。いずれにしてもサトラリズマブやイネビリズマブ，リツキシマブを中止して免疫抑制剤とステロイドのみに変更すべきか，変更するとしていつすべきかの時期は今のところわかっていない。

## 3. 新規に治療を免疫抑制剤で始める場合

　再発予防効果だけを考えるなら免疫抑制剤で開始する理由はない。特に発作が一度起きると 2〜3 年程度はクラスター期とされて再発リスクが高い時期であるため，安定した効果発現までに開始から数ヵ月を要する免疫抑制剤よりは生物学的製剤を使用したいところである。しかし実際には副作用の懸念（例えば B 型肝炎既往，肺結核既往など）や，患者背景（例えば頻回の通

院が困難，薬剤アレルギー，高額医療に対する忌避感情など），費用面の問題（例えば自宅退院は難しく老健施設入所や療養型病院に入院など）により免疫抑制剤での再発予防を導入することはありうる。免疫抑制剤は，アザチオプリン，タクロリムス，シクロスポリン，ミコフェノール酸モフェチルなどを用いるが安定した効果発現までに数ヵ月を要するためステロイドを 0.5 mg/kg/日で併用して緩徐に漸減（1 年で 10 mg/日以下まで減量を目安）する。

## 4. 妊娠，授乳中の検査

p.109「5. 妊娠，授乳中の検査」を参照。

## 5. 妊娠・授乳中の再発時急性期治療

NMO は自己免疫疾患であるため，基本的には「14 多発性硬化症（MS）」の項で述べたように，妊娠中は免疫学的寛容が働いて再発しにくくなるが，妊娠初期 3 ヵ月と妊娠後 6 ヵ月は再発リスクが高まる時期であるとされている[20]。ただし大規模コホート研究がないため正確なリスク上昇率は不明である。

再発時の対応についてわが国のガイドラインではステロイドパルスと血液浄化療法は有益性が危険性を上回ると考えられる場合に十分に説明のうえで施行するとなっている[5]。

授乳中のステロイドパルス療法を施行する場合には，ステロイドパルス後 2 時間は授乳を避ける。

経口プレドニゾロンは大催奇形性のリスクは高くないが，妊娠初期の口蓋形成が完了する 12 週までに暴露された場合には，口蓋裂のリスクは 3.4 倍に上昇する[25]。これは通常の口唇口蓋裂のリスクである 1/500〜700 が 3.4/500〜700 に上昇するということである。このリスクが高いか低いかは個々の医師と患者の判断にゆだねるしかない。

ラテンアメリカのガイドラインでは妊娠中の再発にはステロイドパルスが推奨され，ステロイドパルス無効例には血漿交換が推奨されている[20]。ステロイドパルスや血漿交換の行えない症例では IVIG を考慮するが，有効性のエビデンスは限定的であるとされている[20]。

授乳中の IVIG 施行は可能で乳児への有害事象は報告されていない[26]。

## 6. 妊娠中の再発予防

妊娠中の再発予防薬に関して明確なガイドラインでの推奨はない[5]。

副腎皮質ステロイドは妊娠初期の投与で，前述のとおり児の口蓋裂リスクが増加する。それ以外に関しては奇形全体での発生リスク増加はないと考え

られている。妊娠中の再発予防には，必要であれば胎児移行性の低い経口プレドニゾロンを選択し，口蓋裂のリスクを実際の数字を提示して説明のうえで使用する。ステロイドの胎児移行性はステロイドの種類によって異なり，ヒドロコルチゾンでは胎児移行は極わずか，プレドニゾロンは10%，メチルプレドニゾロンは30〜70%，デキサメタゾンは100%，ベタメタゾンは30〜50%である[27]。妊娠後期に継続してステロイドを使用している場合には児に移行したステロイドが副腎機能抑制をもたらすため，出生後の児の副腎機能不全に注意して観察する必要があり産婦人科医，新生児科医と連携して対応する。

　免疫抑制剤に関しては，添付文書上ではアザチオプリン，タクロリムス，シクロスポリンは有益性投与，メトトレキサート，ミコフェノール酸モフェチルは禁忌，シクロホスファミドは投与しないことが望ましい（禁忌とまでは書かれてない）となっている。新規薬剤ではエクリズマブ，ラブリズマブ，サトラリズマブ，リツキシマブは有益性投与，イネビリズマブは禁忌とされている。妊娠中の禁忌と添付文書で明確に記載されている薬剤は，どれほど事前にリスクに関して承諾を得ていても，事後にトラブルになった場合には処方医の立場は非常に厳しいため，使用は控えるのが無難である。ラテンアメリカのガイドラインでは，過去3年以内に再発があった場合にはアザチオプリンとリツキシマブの投与を推奨している[20]。NMOのreviewではメトトレキサート，ミコフェノール酸モフェチルは禁忌，アザチオプリン，エクリズマブ，リツキシマブは比較的安全であると記載されている[14]。以上から，妊娠中に使用可能な薬剤はアザチオプリン，タクロリムス，シクロスポリン，エクリズマブ，ラブリズマブ，リツキシマブ，サトラリズマブである。サトラリズマブとラブリズマブに関しては禁忌ではないものの，まだ実臨床のデータが少ないことに留意したい。

## 7. 授乳中の再発予防

　授乳中の母の副腎皮質ステロイド投与について，ステロイドパルス療法以外では母乳から児が吸収するステロイドの量は児の内因性副腎皮質ホルモンにほとんど影響を与えないため，通常量の経口プレドニゾロンであれば安全に母への投与は可能である[27]。ステロイドパルスでは投与量が多いのでステロイドパルス中はステロイドパルス施行2時間以内は授乳を避けるほうが望ましく[27]，1日経過すればまず安全と考えられる。

　授乳中の免疫抑制剤では，添付文書ではアザチオプリンは有益性投与，タクロリムス，メトトレキサート，シクロスポリン，ミコフェノール酸モフェチル，シクロホスファミドは禁忌となっている。新規薬剤ではエクリズマブ，

15　視神経脊髄炎

ラブリズマブ，サトラリズマブ，イネビリズマブ，リツキシマブの4剤はすべて有益性投与となっている。

## 6　患者や家族に対する説明

　急性期治療は後遺症を残さないよう積極的に行うため，ステロイドパルスの説明をする時点で血漿交換やIVIGについても説明しておく。再発を一度起こすと2〜3年は再発しやすく再発予防薬の導入は必須，再発予防薬投与中の患者の急な治療中止はリバウンドによる重篤な再発が起こりうるので，決して自己中断しないように説明しておく。

### 📖Reference

1) Pittock SJ, Berthele A, Fujihara K, et al.：Eculizumab in Aquaporin-4-Positive Neuromyelitis Optica Spectrum Disorder. N Engl J Med **381**：614-625, 2019

2) Yamamura T, Kleiter I, Fujihara K, et al.：Trial of Satralizumab in Neuromyelitis Optica Spectrum Disorder. N Engl J Med **381**：2114-2124, 2019

3) Cree BAC, Bennett JL, Kim HJ, et al.：Inebilizumab for the treatment of neuromyelitis optica spectrum disorder（N-MOmentum）：a double-blind, randomised placebo-controlled phase 2/3 trial. Lancet **394**：1352-1363, 2019

4) Tahara M, Oeda T, Okada K, et al.：Safety and efficacy of rituximab in neuromyelitis optica spectrum disorders（RIN-1 study）：a multicentre, randomised, double-blind, placebo-controlled trial. Lancet Neurol **19**：298-306, 2020

5) 日本神経学会「多発性硬化症・視神経脊髄炎スペクトラム障害診療ガイドライン」作成委員会：多発性硬化症・視神経脊髄炎スペクトラム障害診療ガイドライン 2023. 医学書院，東京，2023

6) Huang X, Wu J, Xiao Y, et al.：Timing of plasma exchange for neuromyelitis optica spectrum disorders：A meta-analysis. Mult Scler Relat Disord **48**：102709, 2021

7) Songthammawat T, Srisupa-Olan T, Siritho S, et al.：A pilot study comparing treatments for severe attacks of neuromyelitis optica spectrum disorders：Intravenous methylprednisolone（IVMP）with add-on plasma exchange（PLEX）versus simultaneous ivmp and PLEX. Mult Scler Relat Disord **38**：101506, 2020

8) Abboud H, Petrak A, Mealy M, et al.：Treatment of acute relapses in neuromyelitis optica：Steroids alone versus steroids plus plasma exchange. Mult Scler **22**：185-192, 2016

9) Lin J, Xue B, Zhu R, et al.：Intravenous immunoglobulin as the rescue treatment in NMOSD patients. Neurol Sci **42**：3857-3863, 2021

10) Li X, Tian DC, Fan M, et al.：Intravenous immunoglobulin for acute attacks

in neuromyelitis optica spectrum disorders (NMOSD). Mult Scler Relat Disord **44** : 102325, 2020

11) Viswanathan S, Wong AH, Quek AM, et al. : Intravenous immunoglobulin may reduce relapse frequency in neuromyelitis optica. J Neuroimmunol **282** : 92-96, 2015

12) Watanabe S, Misu T, Miyazawa I, et al. : Low-dose corticosteroids reduce relapses in neuromyelitis optica : a retrospective analysis. Mult Scler **13** : 968-974, 2007

13) Giovannelli J, Ciron J, Cohen M, et al. : A meta-analysis comparing first-line immunosuppressants in neuromyelitis optica. Ann Clin Transl Neurol **8** : 2025-2037, 2021

14) Carnero Contentti E and Correale J : Neuromyelitis optica spectrum disorders : from pathophysiology to therapeutic strategies. J Neuroinflammation **18** : 208, 2021

15) McNamara LA, Topaz N, Wang X, et al. : High Risk for Invasive Meningococcal Disease Among Patients Receiving Eculizumab (Soliris) Despite Receipt of Meningococcal Vaccine. MMWR Morb Mortal Wkly Rep **66** : 734-737, 2017

16) Nishimura J, Yamamoto M, Hayashi S, et al. : Genetic variants in C5 and poor response to eculizumab. N Engl J Med **370** : 632-639, 2014

17) Namatame C, Misu T, Takai Y, et al. : CH50 as a putative biomarker of eculizumab treatment in neuromyelitis optica spectrum disorder. Heliyon **7** : e05899, 2021

18) Peffault de Latour R, Fremeaux-Bacchi V, Porcher R, et al. : Assessing complement blockade in patients with paroxysmal nocturnal hemoglobinuria receiving eculizumab. Blood **125** : 775-783, 2015

19) Pittock SJ, Barnett M, Bennett JL, et al. : Ravulizumab in Aquaporin-4-Positive Neuromyelitis Optica Spectrum Disorder. Annals of neurology **93** : 1053-1068, 2023

20) Carnero Contentti E, Rojas JI, Cristiano E, et al. : Latin American consensus recommendations for management and treatment of neuromyelitis optica spectrum disorders in clinical practice. Mult Scler Relat Disord **45** : 102428, 2020

21) Akaishi T, Nakashima I, Takahashi T, et al. : Neuromyelitis optica spectrum disorders with unevenly clustered attack occurrence. Neurol Neuroimmunol Neuroinflamm **7** : e640, 2019

22) Kanal E, Barkovich AJ, Bell C, et al. : ACR guidance document on MR safe practices : 2013. J Magn Reson Imaging **37** : 501-530, 2013

23) 日本医学放射線学会編 : 画像診断ガイドライン2021. 金原出版, 東京, 2021

24) Heinonen OP, Slone D and Shapiro S : Birth defects and drug in pregnancy. Science Publishing Group, NY, 1977

25) Park-Wyllie L, Mazzotta P, Pastuszak A, et al. : Birth defects after maternal exposure to corticosteroids : prospective cohort study and meta-analysis of epidemiological studies. Teratology **62** : 385-392, 2000

26) Achiron A, Kishner I, Dolev M, et al. : Effect of intravenous immunoglobulin treatment on pregnancy and postpartum-related relapses in multiple sclerosis. J Neurol **251** : 1133-1137, 2004

27) 伊藤真也, 村島温子：薬物治療コンサルテーション　妊娠と授乳　改定3版. 南山堂, 東京, 2021

（太田　浄文）

# 16 MOG 抗体関連疾患

## MOG antibody associated disease

### 治療のポイント

- 急性期には多発性硬化症や視神経脊髄炎と同じくステロイドパルス，血漿交換療法を行う。
- 再発を起こすことが多いので再発予防のための維持療法が必要となる。血清 MOG 抗体陽性が持続する場合には再発リスクが高い。
- 再発予防には経口ステロイドに加えてアザチオプリン，ミコフェノール酸モフェチル，メトトレキサート，リツキシマブ，トシリズマブ，免疫グロブリン静注療法（IVIG）などが使用される。

## 1 概説

　中枢神経脱髄性の中で，抗ミエリンオリゴデンドロサイト糖蛋白（myelin oligodendrocyte glycoprotein：MOG）抗体が陽性になるものを MOG 抗体関連疾患（MOG antibody associated disease：MOGAD）と総称する。臨床像や画像所見は多発性硬化症（multiple sclerosis：MS）やアクアポリン4（aquaporin4：AQP4）抗体陽性視神経脊髄炎（neuromyelitis optica：NMO）と似通っていて抗体の測定によって診断される。抗体の発見以来，多くの症例報告がなされてきており，治療の方向性はある程度決まってきている。再発することが多いため慎重に治療を進めていく必要がある。

# 2 ガイドライン

日本神経学会から多発性硬化症・視神経脊髄炎スペクトラム障害診療ガイドライン2023[1]が発刊されており，その中で診断と治療について記述されている。要約すると以下のとおりである。

- 推計患者数は1.34人/10万人で臨床像は視神経炎，脊髄炎，ADEM様病変，脳幹脳炎，大脳皮質脳炎などである。
- MOG抗体に対する自己抗体を有する。MOG抗体は固定CBA法において100倍希釈以上の高力価陽性の場合は診断に疑いはないが，10倍〜100倍希釈での陽性は偽陽性の可能性も考慮する。コスミック社から提供されているLive CBA法（16倍希釈）は特異度に優れ，陽性例は固定CBA法の100倍以上に相当する。固定CBA法とLive CBA法のどちらを推奨するかは決まっていない。
- 急性期治療はNMOに準じて行う。
- 約半数で再発するため再発予防治療を行うが，半数には再発がないため再発がない場合には早めの漸減・中止を検討する。
- 再発予防にはステロイド，アザチオプリン，ミコフェノール酸モフェチル，リツキシマブ，免疫グロブリン静注療法（intravenous immunoglobulin：IVIG），トシリズマブなどを用いる。
- 抗MOG抗体が陰転化すると再発率が低下するため，治療中止前にMOG抗体測定が望ましい。

# 3 治療の実際

## 1. 急性期治療

急性期の治療はMSやNMOと同じく，まずはステロイドパルス療法を行う。Jariusらの報告[2,3]によると，急性期のステロイドパルス療法では50％が完全またはほぼ完全に回復し，44.3％が部分的に回復，5.7％は全く効果がなかった。血漿交換または免疫吸着療法単独で施行された例では，20％が完全またはほぼ完全に回復，73.3％が部分的に回復した。ステロイドパルス療法と血漿交換または免疫吸着療法が行われた症例では40％が完全またはほぼ完全に回復，56％が部分的に回復した。この結果だけから見ると，血液浄化療法はステロイドパルスに効果が劣るように見えるが，これは重症例に血液浄化療法を選択している結果と思われるので一概に血液浄化療法が効果に劣るとは考えられない。

実際にはMSやNMOと同じく，ステロイドパルスを1〜2クール施行した

後に患者の回復が十分でない場合には血液浄化療法に移行するというのが妥当と思われる。

## 2. 再発予防治療

再発予防治療には経口ステロイド，アザチオプリン，ミコフェノール酸モフェチル（MMF），リツキシマブ，定期的な IVIG，トシリズマブ投与が行われる。再発は，ステロイドを含めた免疫療法を 3 ヵ月以内に中止した例に多いため，6 ヵ月から 12 ヵ月程度は継続すべきである[3~5]。MOG 抗体は治療により陰性化し，陰性化した症例では再発が少なく，陽性が持続する症例では再発しやすいこともわかっている[2,4]。MOG 抗体は保険適用外検査のため頻回の検査はためらわれるが，MOG 抗体の測定を診断時に加えて治療終了前に行って，陰性なのか陽性なのかを確認して治療の指針にするとよい。

経口ステロイドはプレドニゾロンがもっともよく使用される。経口ステロイド単独よりも免疫抑制剤を併用したほうが再発率は低い。ステロイドの急速な減量，特に 30 日以内の終了は再発のリスクが高くなり，再発時は平均で 2 ヵ月，プレドニゾロンの量は 10 mg/日であったと報告されている[5]ため，20 mg/日以下にする場合には慎重に減量することが勧められる。

アザチオプリンは安全性が高い有効な治療の 1 つであるが，効果の発現が遅いため開始して 6 ヵ月以内は再発が起きやすく，慎重に経過を見る必要がある[5]。150 mg/日がもっとも頻用される投与量である[5]。

MMF は 1,500~2,000 mg/日がもっとも頻用される投与量である[5]。再発リスク低減の効果がある。成人，感染やワクチン接種後の発症，視神経炎での初発，MOG 抗体価高値などがよい適応であるとされる[5]。

リツキシマブは海外では開始時（day 0 または day 0 と day 15）に 1 g を投与して 375 mg/m$^2$ を 1 週間おきに 4 回投与する方法がとられているが，わが国では他疾患で適応になっている投与量を超えてしまうので，現実的には 375 mg/m$^2$/週を 4 クール投与とせざるを得ないであろう。再発予防に有効であるが，AQP4 陽性 NMO に対する有効性ほどではない[5]。

免疫グロブリンは再発予防目的には 1 g/kg を 1 ヵ月ごとに投与する。成人よりも小児に効果がより高い可能性がある[5]。他の免疫抑制剤の将来的な副作用を考慮すると小児には積極的に使用を考慮してもよい。

トシリズマブは症例報告に留まるが，他の免疫抑制剤で再発を抑制できなかった例でも高い効果を示しており難治例への効果が期待できる[6~8]。

MS に使用されるインターフェロン β やグラチラマー酢酸塩は，抗 AQP4 抗体陽性 NMO と同様に MOGAD を悪化させる可能性があり使用すべきではない[3,9]。

## 4 患者や家族に対する説明

　脳を構成する蛋白質の一種に対する自己免疫反応が原因であり急性期はステロイドの点滴で治療し，効果が不十分な場合には血漿交換が必要になること，治療は再発を予防するために半年から1年程度はステロイド内服が必要になり，経過によって免疫抑制剤の追加が必要なことを説明する。

### 📖 Reference

1) 日本神経学会「多発性硬化症・視神経脊髄炎スペクトラム障害診療ガイドライン」作成委員会：多発性硬化症・視神経脊髄炎スペクトラム障害診療ガイドライン 2023．東京，医学書院，2023

2) Jarius S, Ruprecht K, Kleiter I, et al.：MOG-IgG in NMO and related disorders：a multicenter study of 50 patients. Part 1：Frequency, syndrome specificity, influence of disease activity, long-term course, association with AQP4-IgG, and origin. J Neuroinflammation **13**：279, 2016

3) Jarius S, Ruprecht K, Kleiter I, et al.：MOG-IgG in NMO and related disorders：a multicenter study of 50 patients. Part 2：Epidemiology, clinical presentation, radiological and laboratory features, treatment responses, and long-term outcome. J Neuroinflammation **13**：280, 2016

4) Jurynczyk M, Messina S, Woodhall MR, et al.：Clinical presentation and prognosis in MOG-antibody disease：a UK study. Brain **140**：3128-3138, 2017

5) Lu Q, Luo J, Hao H, et al.：Efficacy and safety of long-term immunotherapy in adult patients with MOG antibody disease：a systematic analysis. J Neurol **268**：4537-4548, 2021

6) Lotan I, Charlson RW, Ryerson LZ, et al.：Effectiveness of subcutaneous tocilizumab in neuromyelitis optica spectrum disorders. Mult Scler Relat Disord **39**：101920, 2019

7) Jelcic I, Hanson JVM, Lukas S, et al.：Unfavorable Structural and Functional Outcomes in Myelin Oligodendrocyte Glycoprotein Antibody-Associated Optic Neuritis. J Neuroophthalmol **39**：3-7, 2019

8) Gutman JM, Kupersmith M, Galetta S, et al.：Anti-myelin oligodendrocyte glycoprotein (MOG) antibodies in patients with optic neuritis and seizures. J Neurol Sci **387**：170-173, 2018

9) Chen JJ, Flanagan EP, Bhatti MT, et al.：Steroid-sparing maintenance immunotherapy for MOG-IgG associated disorder. Neurology **95**：e111-e120, 2020

（太田　浄文）

# 17 神経 Sweet 病

## neuro-sweet disease

### 治療のポイント

- 先行感染，薬剤，腫瘍などの存在に留意しておく，特に Sweet 病では GCS-F 投与により惹起されることが特徴的である。
- 疑った時点で皮膚病変の検索と生検，全身臓器の検索が重要である。
- ステロイドが奏功するが，再発例やステロイド依存性の場合にはコルヒチン，インドメタシン，ダプソンなどの追加投与も検討する。

## 1 概説

　Sweet 病は感染，薬剤，悪性腫瘍などに惹起されて活性化した好中球が，全身の種々の臓器に浸潤して起きる疾患であり，神経 Sweet 病は炎症が中枢神経に及んだものである。皮膚病変が有名であるが典型的な皮膚病変を欠く場合の神経 Sweet 病の診断は難しく，HLA-B54，HLA-Cw1 陽性のみが診断のきっかけになることもある。ステロイドが奏功することや自然寛解することもあり，急性散在性脳脊髄炎（acute disseminated encephalomyelitis：ADEM）と診断されている例も多いと思われる。ADEM と異なり，ステロイド以外の治療にコルヒチンやダプソンなどの使用も考慮することがあるので見逃さずに診断し治療する必要がある。

17 神経 Sweet 病

## 2 ガイドライン

国内外に Sweet 病および神経 Sweet 病に関する治療ガイドラインは存在しない。

## 3 治療

### 1. 先行感染
先行感染は Sweet 病の 3〜33％に認められる[1]。上気道炎症状がもっとも多い。菌種は多様で報告では結核菌，結核以外のマイコバクテリウム属，梅毒，バークホリデリア属，溶連菌，C 型肝炎ウイルス，HIV，SARS-CoV-2，真菌感染，トキソプラズマ，ぎょう虫などが挙げられる[2]が Sweet 病に関連しやすい特異的な感染症というものはない。Sweet 病そのものへの抗菌薬投与は無効であるが先行感染が続いている場合には抗菌薬で治療する。

### 2. 疾患誘発薬剤
薬剤によって誘発される Sweet 病は 1〜27％である[1]。発症の引き金になる薬剤として顆粒球コロニー形成刺激因子（granulocyte colony stimulating factor：G-CSF），FLT3 阻害薬（ギルテリチニブ，キザルチニブ），トレチノイン（all-trans retinoic acid：ATRA）がよく知られている。その他にも多種多様な薬剤で誘発されうる[1,2]（**表1**）。悪性腫瘍や自己免疫疾患の治療に重要な薬剤も多くあり，Sweet 病を発症した場合にはそれらの継続の是非は症例ごとによく検討する必要がある。G-CSF での Sweet 病誘発は G-CSF による好中球の活性化が原因であるため再投与する場合には減量すべきである。

### 3. その他の疾患誘発因子
感染，薬剤，腫瘍以外にはワクチン接種や妊娠も誘発因子である[1]。

### 4. 臓器合併症
皮膚症状として有痛性の暗赤色隆起性紅斑または結節が主で炎症が強いと浮腫性紅斑，水疱，膿疱を生じることもある。口内炎や針反応陽性，外陰部潰瘍などのベーチェット病類似の症状を起こすこともある[3,4]。眼症状として結膜炎，上強膜炎，強膜炎，虹彩炎，脈絡膜炎，網膜血管炎がある。肺症状として胸膜炎，肺野の結節性陰影，網状影，散在性浸潤影などがある。心症状として大動脈弁狭窄症，大動脈炎，心肥大，冠動脈狭窄，心筋炎がある。多関節炎は発熱時にしばしば随伴する，腎障害や肝障害も報告されている[1]。

## 表 1　Sweet 病を誘発した報告のある薬剤

G-CSF，GM-CSF

FLT3 阻害薬（ギルテリチニブ，キザルチニブ，ソラフェニブ）

ATRA

オピオイド合剤（アセトアミノフェン−コデイン）

NSAIDS（アセトアミノフェン，セレコキシブ，ジクロフェナク，イブプロフェン，スルピリン）

サリチル酸（アスピリン，スルファサラジン）

抗てんかん薬（カルバマゼピン，ジアゼパム，ガバペンチン，ラモトリギン）

抗生物質

　　セファレキシン

　　クリンダマイシン

　　アジスロマイシン

　　アモキシシリン，ピペラシン/タゾバクタム

　　シプロキサシン，レボフロキサシン，オフロキサシン，ノルフロキサシン

　　キヌプリスチン/ダルホプリスチン

　　トリメトプリム/スルファメトキゾール

　　ドキシサイクリン，ミノサイクリン

　　ニトロフラントイン

抗真菌薬（ケトコナゾール）

抗マラリア薬（クロロキン）

抗ウイルス薬（アバカビル，アシクロビル）

抗癌剤

　　レナリドミド

　　イピリムマブ

　　カペシタビン，シタラビン，ゲムシタビン

　　ミトキサントロン

　　ベムラフェニブ

　　アザシチジン，decitabine

　　ボルテゾミブ

　　ノギテカン

ダサチニブ，イマチニブ，ニロチニブ

レトロゾール

パルボシクリブ

ペメトレキセド

ルキソリチニブ

enasidenib

midostaurin

チカグレロル，クロピドグレル

低分子ヘパリン

クロザピン

カプトプリル，エナラプリル

フロセミド

ヒドラジン

アロプリノール

ベンジルチオウラシル，プロピオチオウラシル

経口避妊薬

ペグインターフェロンα/リバビリン，インターフェロン-β-1b

インターロイキン2

アザチオプリン

アバタセプト

アダリブマブ，インフリキシマブ

トシリズマブ

エソメプラゾール，オメプラゾール

ヨード造影剤

ダパグロフロジン

SARS-CoV-2 ワクチン

G-CSF：granulocyte colony stimulating factor，GM-CSF：granulocyte macrophage colony-stimulating factor，FLT3：FMS-like tyrosine kinase 3，ATRA：all trans-retioic acid，NSAIDS：non-steroidal anti-inflammatory drugs
（Nelson CA, et al.：J Am Acad Dermatol 79：987-1006, 2018[1]，Joshi TP, et al：Am J Clin Dermatol 23：301-318, 2022[2]）より引用，一部改変）

臓器合併症は多彩であるが基本的な治療は共通してステロイドと下記のコルヒチン，ヨウ化カリウム，ダプソンなどである。

## 5. 合併腫瘍

　Sweet 病の悪性腫瘍合併率は 3〜67％と報告により幅がある[1]。Jung らの報告した 27 例の腫瘍合併 Sweet 病の報告[5]では血液腫瘍が多く，骨髄異形成症候群 10 例，急性骨髄性白血病 5 例，骨髄線維症 3 例，慢性骨髄性白血病 1 例，慢性骨髄単球性白血病 1 例，再生不良性貧血 1 例であった。固形腫瘍では大腸癌 2 例，乳癌 2 例，食道癌 1 例，胃癌 1 例，顎下腺腫瘍 1 例であった。Sweet 病では血液腫瘍を中心に全身の腫瘍検索と腫瘍の治療も重要である。

## 6. 合併自己免疫疾患

　Sweet 病では関節リウマチ，シェーグレン症候群，炎症性腸疾患（クローン病，潰瘍性大腸炎）を合併しやすい[3]。

## 7. ステロイド

　第一選択薬はステロイドである。神経 Sweet 病は ADEM や MS に類似の脳画像を呈することもあり，ステロイドパルス（メチルプレドニゾロン 500〜1,000 mg/日×3 日）から始められることが多いが，症状や画像所見が重篤でない場合には経口ステロイドで開始してもよい。プレドニゾロン 1 mg/kg/日から開始して漸減する。ステロイドの漸減の速さに関してはエビデンスも指針もないが，一般的には 1〜2 週ごとに 5〜10 mg ずつ減量していくのがよいと思われる。プレドニゾロン 10〜15 mg/日まで漸減したら再燃に注意する必要がある。再燃は約半数の症例で認められる[6]。再燃時には下記ステロイド以外の治療薬を追加してステロイドの減量を試みるのがよい。

## 8. ステロイド以外の治療薬

　神経 Sweet 病のみならず Sweet 病そのものに治療効果のエビデンスが明確にある薬剤は存在しないものの，いくつかの薬剤は経験的にも有効であることがわかっている。Sweet 病が全身病であることから，神経 Sweet 病でも Sweet 病に対する治療薬の効果が期待できる。Joshi らがまとめた報告[2]ではエビデンスレベルに基づいて治療薬の報告がなされている。エビデンス B（質の低い RCT または前向き研究）はインドメタシン，エビデンス C（症例対照研究または後ろ向き研究）は acitretin（日本未承認薬），コルヒチン，ダプソン（ジアフェニルスルホン：レクチゾール®），エビデンス D（症例シリーズ

または症例報告）はバリシチニブ，アダリムマブ，anakinra（日本未承認薬），インフリキシマブ，rilonacept（日本未承認薬），トシリズマブ，クロファジミン，ヨウ化カリウム，サリドマイドが挙げられる。また神経 Sweet 病に関する systematic review[6]ではステロイドに併用された薬剤としてメトトレキサート，アザチオプリン，ダプソン，シクロスポリン，コルヒチン，インフリキシマブ，インターフェロン，イブプロフェンがある。薬価，副作用，脳神経内科医としての使いやすさなどを考慮すると，インドメタシン（100～150 mg/日），コルヒチン（1 回 0.5 mg 1 日 3 回），ダプソン（1 日 50～100 mg，2～3 回に分服），ヨウ化カリウム（1 回 300 mg 1 日 3 回）のいずれかまたは併用を試す価値はある。それ以外には通常の免疫抑制剤として脳神経内科医の使い慣れているシクロスポリンを考慮してもよい。

## 4 患者や家族に対する説明

　神経系以外の臓器症状を合併しやすいので全身の検索を行う必要があること，治療はステロイドを基本とするがステロイド漸減時に再発しやすいこと，再発時にはステロイドに加えて薬剤を追加して治療することを説明する。

### 📖 Reference

1) Nelson CA, Stephen S, Ashchyan HJ, et al.：Neutrophilic dermatoses：Pathogenesis, Sweet syndrome, neutrophilic eccrine hidradenitis, and Behçet disease. J Am Acad Dermatol **79**：987-1006, 2018
2) Joshi TP, Friske SK, Hsiou DA, et al：New Practical Aspects of Sweet Syndrome. Am J Clin Dermatol **23**：301-318, 2022
3) 神田奈緒子：Sweet 病の診方．医学のあゆみ **243**：631-633，2012
4) Hisanaga K：The etiology, diagnosis, and treatment of neurological complications in Behcet disease and its related disorder Sweet disease. Rinsho Shinkeigaku **59**：1-12, 2019
5) Jung EH, Park JH, Hwan Kim K, et al.：Characteristics of Sweet syndrome in patients with or without malignancy. Ann Hematol **101**：1499-1508, 2022
6) Drago F, Ciccarese G, Agnoletti AF, et al.：Neuro sweet syndrome：a systematic review. A rare complication of Sweet syndrome. Acta Neurol Belg **117**：33-42, 2017

（太田　浄文）

# 18 橋本脳症

## Hashimoto encephalopathy

### 治療のポイント

- ほとんどの橋本脳症患者はステロイド治療に反応するため，第一選択はステロイドである。
- ステロイドで効果不十分な場合には免疫グロブリン静注療法（IVIG）や血液浄化療法を検討する。
- ステロイド減量が困難な場合には免疫抑制剤を追加する。
- 難治例にはリツキシマブを使用することも考慮する。
- 再発・再燃することがあるため治療期間は症状を見つつ慎重に検討する。
- 抗甲状腺抗体の推移は治療効果の参考程度に留める。
- てんかん発作を呈する症例にはレベチラセタムの使用がよいかもしれない。

## 1 概説

橋本脳症は甲状腺機能異常が原因ではなく橋本病の自己免疫性機序による精神・神経症状をきたす疾患である。TPO 抗体，サイログロブリン抗体，TSH レセプター抗体などの抗甲状腺抗体が陽性で精神・神経症状を呈して免疫療法により改善を認めることで診断となる。わが国では松永，米田らが発見した N 末端 α エノラーゼ（NH$_2$ terminal of alpha–enolase：NAE）抗体が

18　橋本脳症

同定されて高い特異度を持つことが証明されているが，感度は 50％である
ため NAE 抗体陰性は橋本病の否定にならないことに留意すべきである[1]。
NAE 抗体の検査は外注可能になっている。橋本脳症による精神・神経症状は
多彩でありわが国では米田らが 4 つの臨床病型を提唱している[1]。意識障害
や精神症状，痙攣などを呈する「急性脳症型」が 58％，統合失調症様症状や
抑うつ症状，認知機能低下などを呈する「慢性精神病型」が 17％，急性から
慢性に小脳失調を呈する「小脳失調型」が 16％，極めて稀であるが進行性認
知症，意識障害，ミオクローヌス，脳波で周期性同期性放電を呈する「クロ
イツフェルト・ヤコブ病型」である。いずれの病型もてんかん，認知症，統
合失調症やうつ病などの精神疾患，脊髄小脳変性症，クロイツフェルト・ヤ
コブ病などと誤診すると治療の機会を失することになるため見逃すことなく
適切に治療を試みることが重要である。

## 2　ガイドライン

国内外に橋本脳症に対する治療ガイドラインは存在しない。

## 3　治療

### 1.　甲状腺機能

橋本脳症は甲状腺抗体陽性になるものの甲状腺機能（Free $T_3$, Free $T_4$）は
正常であることが多いが，異常値（ほとんどが甲状腺機能低下症）を示す場
合にはまず甲状腺機能の正常化を試みる。甲状腺機能正常化で症状が改善す
れば橋本脳症ではなく甲状腺機能異常による症状でありステロイド投与は不
要である。

### 2.　病型別の治療選択

前述の 4 つの病型に対してそれぞれに推奨される治療は明確になっておら
ず，病型に寄らず基本的にはステロイドを中心とした免疫療法を行う。

### 3.　ステロイド

橋本脳症は steroid-responsive encephalopathy and associated with auto-
immune thyroiditis（SREAT）と言われることもあり，ステロイドの効果があ
るのが一般的であるので第一選択薬はステロイド治療になる。ただし近年は
ステロイド治療効果の有無を問わない橋本脳症の診断基準も提唱されてい
る[2]。治療介入が早いほど予後の改善が見込める[3]ため橋本脳症を疑えば速

やかにステロイド治療を行う。松永らはまずはステロイドパルス（メチルプレドニゾロン 500〜1,000 mg/日×3〜5 日）を 1 クール行い，治療反応不良の場合にはさらに 1〜2 クール行うことを推奨している[1]。これは高用量ステロイドを投与することで治療反応性を確認して診断の確からしさを判定するという意味で合目的的である。ステロイドパルスの後療法としては経口プレドニゾロン 0.5〜1 mg/日で開始して緩徐に減量していく。ステロイドの減量するペースは症例によって異なるが，合計で 1〜2 年程度のステロイド継続を推奨するという見解[4]や 2〜8 週ごとに 2〜5 mg 程度ずつの減量を推奨する意見[1]がある。ただし急速に症状が消失して再燃がない場合にはステロイドの副作用を考慮して短期で終了することも検討してよい。

## 4. 免疫グロブリン静注療法，血液浄化療法

　ステロイドのみで治療可能な症例は 4〜7 割程度で，ステロイド治療で部分的な改善しか得られない場合には免疫グロブリン静注療法（intravenous immunoglobulin：IVIG）や血液浄化療法が選択される[1,4]。IVIG や血液浄化療法を何クール繰り返すかは明確な指針はない。ステロイド抵抗性症例に IVIG や血液浄化療法で治療効果が得られた場合にはステロイド単独での維持は困難であると考えて免疫抑制剤やリツキシマブの併用療法を行うほうがよいであろう。

## 5. リツキシマブ，免疫抑制剤

　ステロイド治療で効果不十分な時，ステロイドを減らすと悪化するようなステロイド依存性の状態，副作用でステロイドを早く減らしたい場合などにはリツキシマブや免疫抑制剤を使用する。リツキシマブと免疫抑制剤の症例による使い分けには明確な指針がないものの，薬価や治療効果発現の速さなどを考慮すると，重症例や早くステロイドを減量したい場合などにはリツキシマブまたはシクロホスファミドを選択し，それ以外にはシクロホスファミド以外の免疫抑制剤がよいと思われる。Olmez らによる報告ではアザチオプリン（150 mg/日），メトトレキサート（10 mg/週），ミコフェノール酸モフェチル（1,000 mg/日）とされている[5]。維持療法として免疫抑制剤は症状消失から 3 年程度の継続を推奨する報告もある[4,5]。

## 6. 病勢評価

　橋本脳症の病勢評価に決まったものはなく，臨床症状，画像所見などを総合的に判断することになる。TPO 抗体，サイログロブリン抗体に関しては治療により低下して再発時に上昇を示し，病勢評価やステロイド減量の指標に

18 橋本脳症

なるという報告がある一方で，血液，髄液の抗体価は病勢や再発に関連しないという報告もある[4]。抗体価の推移は病勢評価の参考程度に留めておくことが無難で抗体が上昇したから治療強化する，低下したから早期に減量するという判断には慎重であるべきである。

## 7. 抗てんかん薬

橋本脳症の急性脳症型ではてんかんを起こすことがある。橋本脳症でのてんかん治療に対してどの抗てんかん薬の有効性が高いかはわかってない。レベチラセタムは in vivo では抗炎症効果を示し，少数の報告であるが糖尿病を合併している橋本脳症患者2例にレベチラセタムを投与して奏功したという報告もある[6]。橋本脳症に対してレベチラセタムが他の抗てんかん薬よりも有効なのかどうかはさらなる検証が必要であるが，抗てんかん薬選択時には考慮してもよいと思われる。

## 4 患者や家族に対する説明

診断的治療としてステロイドパルスを行い，効果があれば診断の確実性が増すこと，ステロイドのみで治療可能なことが多いが難治例では IVIG や免疫抑制剤の併用が必要になることを説明する。免疫抑制剤を必要とする場合には3年程度の治療期間を要することを説明する。

### Reference

1) 松永晶子，米田誠：橋本脳症．BRAIN and NERVE **73**：544-551，2021
2) Mattozzi S, Sabater L, Escudero D, et al.：Hashimoto encephalopathy in the 21st century. Neurology **94**：e217-e224, 2020
3) Zhou JY, Xu B, Lopes J, et al.：Hashimoto encephalopathy：literature review. Acta Neurol Scand **135**：285-290, 2017
4) Montagna G, Imperiali M, Agazzi P, et al.：Hashimoto's encephalopathy：A rare proteiform disorder. Autoimmun Rev **15**：466-476, 2016
5) Olmez I, Moses H, Sriram S, et al.：Diagnostic and therapeutic aspects of Hashimoto's encephalopathy. J Neurol Sci **331**：67-71, 2013
6) Wong LC, Freeburg JD, Montouris GD, et al.：Two patients with Hashimoto's encephalopathy and uncontrolled diabetes successfully treated with levetiracetam. J Neurol Sci **348**：251-252, 2015

（太田　浄文）

# 19 神経サルコイドーシス

neurosarcoidosis

## 治療のポイント

- 治療の基本はステロイド，メトトレキサート，インフリキシマブである。
- 障害部位によって治療戦略は異なってくるため障害部位の特定を精確に行うことが重要となる。
- ステロイドで開始して経過を見ながら適宜免疫抑制剤などを追加していく step-up treatment と，ステロイド反応性にかかわらず早期から薬剤を追加していく top-down treatment を使い分ける。

## 1 概説

　神経サルコイドーシスはサルコイドーシス罹患患者の5～10％に認められる稀な病態である[1]。神経・筋のほぼすべての部位が障害されうることが知られており，脳神経，硬膜，軟髄膜，脊髄，脳血管，下垂体，視床下部，脳実質，末梢神経，骨格筋などが主たる障害部位である。障害部位によって治療戦略が異なるため治療前，または治療と並行して迅速かつ精確に障害部位の特定を行うことが重要である。

19 神経サルコイドーシス

## 2 ガイドライン

　国内外に神経サルコイドーシスに関する治療ガイドラインはない。治療法のRCTもないため，治療は症例報告やケースシリーズをもとにしたエキスパートオピニオンなどに基づいて行うことになる。

## 3 治療薬

　治療薬の基本は以下のfirst～fourth lineに分けて考える。

### 1. first-line：プレドニゾロン，メチルプレドニゾロン

　プレドニゾロンやメチルプレドニゾロンなどのステロイド薬はほぼすべての病型の神経サルコイドーシスに対して使用される。メチルプレドニゾロンは症状が重篤な場合やステロイド反応性の有無を見たい場合に，ステロイドパルスとして500～1,000 mg/日×3～5日で使用する。プレドニゾロンは0.5～1 mg/kg/日を症状の重症度や患者の年齢，基礎疾患を考慮して開始する。治療期間に関しては初期量を1ヵ月程度は継続し状態が安定したら1～2ヵ月ごとに5 mg程度ずつ減量する。15～20 mg/日程度まで減量できたらさらにゆっくりと減量していく[2]。治療目標は10 mg/日以下である[3]。

### 2. second-line：メトトレキサート，アザチオプリン，ミコフェノール酸モフェチル（MMF）

　Second-line治療薬は基本的にステロイドと併用して使用する。神経サルコイドーシスにおいてはメトトレキサートがもっともよく使用され，ステロイド減量効果が期待できる[1]。MMFはメトトレキサートよりも効果発現が早いが，再発抑制という点ではメトトレキサートに劣る[1]。アザチオプリンは神経サルコイドーシスに対する多数例の報告はない。肺サルコイドーシスに対してメトトレキサートとアザチオプリンを比較した研究では治療効果は同等であったが，感染症リスクはアザチオプリンが高かった[4]。以上から基本的にsecond-lineはメトトレキサートを選択し，メトトレキサートが副作用などで使用できない場合にはMMFまたはアザチオプリンを選択する。メトトレキサートは7.5～25 mg/週，MMFは500～1,500 mg/日，アザチオプリンは50～250 mg/日で使用する[5]。

### 3. third-line：インフリキシマブ

　インフリキシマブはすでに多くの治療に関する症例報告があり，効果は確

実であり，治療効果は second-line よりも高い[1,2,6]。ただし高額であること，保険適用もなく使用に際しては院内の倫理委員会の承認が必要なことが難点である。またインフリキシマブと同じ TNFα 阻害薬であるアダリムマブよりも効果が高いことがわかっているため，可能なら third-line としてはインフリキシマブの使用が望ましい[6]。

## 4. fourth-line：アダリムマブ，シクロホスファミド，リツキシマブ，repository corticotropin injection（RCI）

アダリブマブはインフリキシマブと同じく TNFα 阻害薬であるがインフリキシマブよりも神経サルコイドーシスの治療報告が少ない。ただし，サルコイドーシスを含む難治性ぶどう膜炎に対する治療薬としてわが国でも保険適用があり，難治性ぶどう膜炎合併例には使いやすい。シクロホスファミドは再発性神経サルコイドーシスに対する有効性の報告はあるものの，インフリキシマブよりも効果に劣るため，インフリキシマブが使用できない場合に考慮する[1]。リツキシマブも有効との報告がある[7]がインフリキシマブより効果が高いかどうかは不明である。RCI はわが国では未承認薬であり使用できない[1]。

## 5. その他：トシリズマブ，JAK 阻害薬

トシリズマブ[8]，JAK 阻害薬[9]なども症例報告レベルではあるが，難治性全身性サルコイドーシスに有効との報告がある。

## 4 治療戦略

治療戦略には 2 つの方法がある。1 つ目は，ステロイド単独で治療を始めて治療抵抗性であったり減量中に再発したりする場合に，新たに免疫抑制剤や生物学的製剤を漸次追加していく step-up treatment[1]，2 つ目はステロイド導入早期から免疫抑制剤や生物学的製剤を導入する top-down（hit-hard and early）treatment である[3]。従来は step-up treatment が主流であったが神経サルコイドーシスは再発しやすく難治性であることから，再発や後遺症を防ぐ目的で top-down treatment の方針も徐々に広まっている。top-down treatment の考え方は，炎症性腸疾患や関節リウマチ治療においては主流の治療戦略になっている[3]。神経サルコイドーシスにおいては障害部位に応じて step-up treatment と top-down treatment を使い分けて治療を行う。

脳神経麻痺，特に顔面神経麻痺においてはステロイド単独でも治療しうるためステロイド単独での治療を試みる[10]。末梢神経および骨格筋障害では再

19 神経サルコイドーシス

発することも多いが，治療を段階的に強化していく step-up treatment の方
針で治療を行ってもよいし，症状の重症度に応じて top-down treatment で開
始してもよい。中枢神経障害の場合にはステロイド単独での治療は難しいこ
とが多く，重篤かつ不可逆的な後遺症を残すことがあるので積極的な治療，
つまり top-down treatment を行う。脳血管障害を起こす場合には肉芽腫性血
管炎を起こしているため top-down treatment の方針で治療を行う。

## 5 障害部位別の治療

### 1. 脳神経麻痺（特に顔面神経麻痺）

　顔面神経麻痺がもっとも多く，続いて視神経障害が多い。単独の脳神経麻
痺の場合にはステロイド単独（0.5〜1 mg/kg）で治療開始する。ステロイド
は漸減終了し，治療期間は 2〜7 ヵ月（3〜4 ヵ月がもっとも多い）である[10]。
多発脳神経麻痺の場合には硬膜病変をはじめとして頭蓋内病変を起こしてい
ることが想定されるので造影 MRI を行い，造影される病変がある場合には中
枢神経障害と判断して早期に免疫抑制剤の導入を検討する[5]。

### 2. 末梢神経障害

　末梢神経障害はさまざまな障害パターンを示す。基本的には運動感覚とも
に障害されうる。軸索障害，脱髄性障害またはその混合型などのポリニュー
ロパチーや単神経炎，多発単神経炎などの血管炎を示唆する病型，さらには
小径線維ニューロパチー（small fiber neuropathy）など多彩な臨床病型を呈
する[5,11]。治療に関しては症状や検査所見が重篤な場合にはステロイドパル
スから開始して早期にメトトレキサートをはじめとする免疫抑制剤を導入
し，治療効果に乏しい場合や再発する場合にはインフリキシマブの投与を検
討する。症状が軽い場合やステロイドのみで速やかに改善した場合には，ま
ずはステロイド単独で経過を見てもよい。サルコイドニューロパチー全般に
おいて免疫グロブリン療法（intravenous immunoglobulin：IVIG）や血漿交
換も効果が報告されているため治療として検討してもよい[5]。

　Small fiber neuropathy に対しては IVIG の効果があるため，ステロイドや
免疫抑制剤を使用せずに IVIG 単独で治療を試みてもよい[12]。

### 3. 骨格筋障害

　骨格筋内にサルコイド結節を形成する腫瘤型とミオパチーの臨床像を呈す
るミオパチー型がある。腫瘤型では無症状のことも多い。無症状の場合には
免疫療法は行わずに経過観察とする。ミオパチー型でも多くはステロイドへ

143

の反応性がよいことが多いため，まずはステロイドで治療を行う。再発やステロイド減量できない場合には，メトトレキサートやインフリキシマブの導入を検討する[5]。

### 4. 中枢神経障害

脊髄，肥厚性硬膜炎（hypertrophic pachymeningitis），軟髄膜炎（leptomeningitis），視床下部〜下垂体病変，脳実質病変，水頭症，脳血管障害（肉芽腫性血管炎）などが代表的である。いずれの病型も重篤かつ再発が多く，ステロイド単独での治療ではうまくいかないことが予想されるため top-down（hit-hard and early）treatment の方針で治療を行う[3]。具体的にはステロイドパルスから開始し早期にメトトレキサート 10〜20 mg/週で導入する。治療抵抗性やステロイド減量ができない場合にはインフリキシマブを第一選択として third or fourth-line の治療薬を追加していく。治療期間に関しての指針はないがインフリキシマブ投与は数年程度必要である[2]。ステロイドの減量目標は 10 mg/日以下である[3]。難治例ではトシリズマブ[8]，JAK2 阻害薬[9]などの治療も検討する。

## 6 患者や家族に対する説明

神経サルコイドーシスはステロイドがよく効く病気であるが再発が多く，障害部位によっては重篤な後遺症を残すことがあるため，初期からステロイドに加えて免疫抑制剤を追加して治療を行う必要がある。メトトレキサートを投与していても再発が起きる場合には，インフリキシマブの投与を検討するが，その際には院内倫理委員会での審議が必要になることを説明しておく。

### 📖 Reference

1) Voortman M, Drent M, Baughman RP：Management of neurosarcoidosis：a clinical challenge. Curr Opin Neurol **32**：475-483, 2019
2) 古賀道：中枢神経サルコイドーシス．BRAIN and NERVE **73**：584-594, 2021
3) Vorselaars ADM and Culver DA：Hit-hard and early versus step-up treatment in severe sarcoidosis. Curr Opini Pulm Med **28**：461-467, 2022
4) Vorselaars ADM, Wuyts WA, Vorselaars VMM, et al.：Methotrexate vs azathioprine in second-line therapy of sarcoidosis. Chest **144**：805-812, 2013
5) Kidd DP：Management of neurosarcoidosis. J Neuroimmunol **372**：577958, 2022

6) Kidd DP : Neurosarcoidosis : clinical manifestations, investigation and treatment. Pract Neurol **20** : 199-212, 2020

7) Zella S, Kneiphof J, Haghikia A, et al. : Successful therapy with rituximab in three patients with probable neurosarcoidosis. Ther Adv Neurol Disord **11** : 1756286418805732, 2018

8) Sharp M, Donnelly SC, Moller DR : Tocilizumab in sarcoidosis patients failing steroid sparing therapies and anti-TNF agents. Respir Med X **1** : 100004, 2019

9) Collaborative group : MI (6) study group : Glucocorticoid sparing in sarcoidosis using the Janus kinase (JAK) inhibitor tofacitinib. Eur J Intern Med **98** : 119-121, 2022

10) Nwebube CO, Bou GA, Castilho AJ, et al. : Facial nerve palsy in neurosarcoidosis : clinical course, neuroinflammatory accompaniments, ancillary investigations, and response to treatment. J Neurol **269** : 5328-5336, 2022

11) Bradshaw MJ, Pawate S, Koth LL, et al. : Neurosarcoidosis : Pathophysiology, Diagnosis, and Treatment. Neurol Neuroimmunol Neuroinflamm **8** : e1084, 2021

12) Tavee JO, Karwa K, Ahmed Z, et al. : Sarcoidosis-associated small fiber neuropathy in a large cohort : Clinical aspects and response to IVIG and anti-TNF alpha treatment. Respir Med **126** : 135-138, 2017

（太田　浄文）

# 20 特発性眼窩筋炎

## idiopathic orbital myositis

### 治療のポイント

- 特発性か他疾患による眼窩病変なのかを速やかに鑑別する。もっとも重要な鑑別疾患は IgG4 関連疾患である。
- ステロイド内服で速やかに反応することが多いが，再発や難治例も存在する。
- 再発例や難治例に対しては免疫抑制剤併用や放射線療法なども検討する。

## 1 概説

　眼窩筋炎は疼痛，複視，外眼筋腫脹が特徴的で急性発症が多い。眼窩偽腫瘍や外眼筋炎などと呼ばれることもある[1]。外眼筋腫脹を呈する疾患は多くあり，それらを鑑別した後に特発性眼窩筋炎の診断となる[1]。経口ステロイド単独治療の有効性が高いが，ときに再発例や難治例があるため免疫抑制剤や放射線療法を組み合わせることもある。治療が遅れると筋の線維化による後遺症で複視が残存することもあるため速やかに鑑別診断と治療をすることが求められる[2]。

20　特発性眼窩筋炎

表1　眼窩筋炎の鑑別診断

**自己免疫性疾患**

IgG4関連疾患
炎症性腸疾患
サルコイドーシス
全身性エリテマトーデス
巨細胞性血管炎
連鎖球菌感染後咽頭炎
関節リウマチ
好酸球性肉芽腫性血管炎
ベーチェット病
肉芽腫性血管炎
乾癬性関節炎
その他：
　シェーグレン症候群
　皮膚筋炎
　強皮症
　強直性脊椎炎
　セリアック病
　原発性胆汁性胆管炎
　川崎病
　再発性多発軟骨炎
　NUD-2自己免疫疾患

**感染性疾患**

眼部帯状疱疹
ライム病
Whipple病
水痘
コクサッキーウイルス
嚢虫症

**薬剤性**

免疫チェックポイント阻害薬
アレムツズマブ
ビスホスホネート
スタチン
インターフェロンα-2b＋リバビリン
インフルエンザ予防接種

**傍腫瘍性**

乳癌
セミノーマ
肺癌
心臓腫瘍
リンパ腫
パラガングリオーマ

（McNab AA：Orbital Myositis：A Comprehensive Review and Reclassification. Ophthalmic plastic and reconstructive surgery 36：109-117, 2020[1]）より引用，一部改変）

## 2 ガイドライン

特発性眼窩筋炎に関する診断，治療ガイドラインは存在しない。

## 3 鑑別診断

特発性眼窩筋炎と類似した外眼筋腫脹，疼痛，複視などを呈する疾患の鑑別が必要である。もっとも多く，重要な鑑別疾患はIgG4関連疾患である[1]。眼窩筋炎との鑑別が必要な疾患を**表1**に示す。鑑別診断目的に生検を考慮してもよいが眼科，耳鼻科で手技に慣れている術者がいない限りは現実的には難しい。

## 4 治療

### 1. ステロイド

多くの場合はプレドニゾロン 1 mg/kg/日の内服で 48 時間以内に症状の改善を認める[2]。罹患筋が一つのみである場合にはプレドニゾロン 20 mg/日程度で始めてもよいという意見もある[3]。ステロイドの減量ペースに決まりはないが症状を見ながら減量し，数ヵ月程度でステロイドを終了する。3〜7 日ごとに 10 mg ずつ減量してもよいという報告もある[3,4]。

### 2. 免疫抑制剤

ステロイド単独治療では再発することもありケースシリーズでは 23〜56％に再発を認めている[5〜7]。再発する場合には初発時と同じ治療を行うが，病態がステロイド依存性になる場合にはステロイドを減量するために免疫抑制剤を併用する。既報ではメトトレキサートがもっとも使用され，ほかにはミコフェノール酸モフェチル，アザチオプリン，シクロスポリンなどが使用される[8]。それら以外でもタクロリムス，インフリキシマブ，トシリズマブなどの報告もある[2,9]。

### 3. 放射線療法

再発例，難治例には放射線照射を行うこともある。特にステロイドの長期使用例やステロイド禁忌例に適応を考慮してよい[3]。罹患筋へ合計 20 Gy（14〜30 Gy）を 10 回（7〜15 回）に分けて 2〜3 週間で行う放射線療法は 8 割以上の有効率であったと報告されている[10]。

## 5 患者や家族に対する説明

多くの場合にはステロイド内服で速やかに症状は改善するが，ステロイド減量に伴って再発することもあり，その場合には免疫抑制剤の併用や放射線療法も検討が必要になることを説明する。

### 📖 Reference

1) McNab AA：Orbital Myositis：A Comprehensive Review and Reclassification. Ophthalmic Plast Reconstr Surg **36**：109-117, 2020
2) Mombaerts I and McNab AA：Idiopathic Orbital Myositis Revisited. Curr Rheumatol Rep **24**：20-26, 2022
3) Fraser CL, Skalicky SE, Gurbaxani A, et al.：Ocular myositis. Curr Allergy

Asthma Rep **13**：315-321, 2013

4）Avni-Zauberman N, Tripathy D, Rosen N, et al.：Relapsing migratory idiopathic orbital inflammation：six new cases and review of the literature. Br J Ophthalmol **96**：276-280, 2012

5）Mannor GE, Rose GE, Moseley IF, et al.：Outcome of orbital myositis. Clinical features associated with recurrence. Ophthalmology **104**：409-413, 1997

6）Mombaerts I and Koornneef L：Current status in the treatment of orbital myositis. Ophthalmology **104**：402-408, 1997

7）Kang MS, Yang HK, Kim N, et al.：Clinical Features of Ocular Motility in Idiopathic Orbital Myositis. J Clin Med **9**：1165, 2020

8）Lee MJ, Planck SR, Choi D, et al.：Non-specific orbital inflammation：Current understanding and unmet needs. Prog Retin Eye Res **81**：100885, 2021

9）Zheng Y, Zhang YX, Ding MP：Treatment of idiopathic orbital myositis with frequent relapses：First case with tacrolimus and review of literature. J Neuroimmunol **346**：577316, 2020

10）Matthiesen C, Bogardus C Jr., Thompson JS, et al.：The efficacy of radiotherapy in the treatment of orbital pseudotumor. Int J Radiat Oncol Bio Phys **79**：1496-1502, 2011

（太田　浄文）

# 索 引

## ■ギリシャ■

$\beta$-blocker 44

## ■欧文■

Binswanger 病 57
CADISS 試験 22
CASPR2 抗体症候群 91
cerebral autosomal dominant arteriopathy
with subcortical infarcts and leukoen-
cephalopathy（CADASIL） 60
cerebral autosomal recessive arteriopathy
with subcortical infarcts and leukoen-
cephalopathy（CARASIL） 60
Cilostazol Stroke Prevention Study II（CSPS
II） 61
COL4A1 60
COL4A2 60
contactin-associated protein 2（CASPR2）
抗体 88
Fabry 病 60
FilmArray® 髄膜炎・脳炎パネル 65
FLT3 阻害薬 131
HAS-BLED スコア 14
IgG4 関連疾患 147
JAK 阻害薬 142
leucine-rich glioma-inactivated protein 1
（LGI1）抗体 86
LGI1 抗体脳炎 86
MELAS 60
MOG 抗体関連疾患（MOG antibody associ-
ated disease：MOGAD） 126
N-methyl-D-aspartate（NMDA）受容体脳
炎 74, 75
nimodipine 44
N 末端 $\alpha$ エノラーゼ（NH$_2$ terminal of
alpha-enolase：NAE） 136
RCVS-TCH スコア 41
RCVS$_2$ スコア 41
STandards for ReportIng Vascular changes
on nEuroimaging（STRIVE） 59
steroid-responsive encephalopathy and
associated with autoimmune thyroiditis
（SREAT） 137
Sweet 病 130
TREAT-CAD 試験 22

## ■あ■

アセタゾラミド投与 54
アダリムマブ 135, 142
アボネックス® 100
アンチトロンビン欠損症 55
一次進行型 MS（primary progressive MS：
PPMS） 110
イネビリズマブ 119
イムセラ® 102
インターフェロン-$\beta$-1a 100
インターフェロン-$\beta$-1b 100
インドメタシン 134
インフリキシマブ 135, 141
植込型ループレコーダー 9
エーラス・ダンロス症候群 20
エクリズマブ 117
エンスプリング® 118
オファツムマブ 102

## ■か■

可逆性脳血管攣縮症候群（reversible
cerebral vasoconstriction syndrome：
RCVS） 38, 46
カテーテルアブレーション 11
顆粒球コロニー形成刺激因子（granulocyte
colony stimulating factor：G-CSF）
130, 131
眼窩筋炎 146
顔面神経麻痺 143
奇異性塞栓症 8
キザルチニブ 131
急性散在性脳脊髄炎（acute disseminated
encephalomyelitis：ADEM） 130
ギルテリチニブ 131
グラチラマー酢酸塩 100
クロファジミン 135
経食道心エコー 9
ケシンプタ® 102
結核性髄膜炎 69
原発性中枢神経血管炎（primary central
nervous system vasculitis：PCNSV）
38, 46
抗リン脂質抗体症候群 52, 55
骨形成不全症 20
コパキソン® 100
コルヒチン 134

150

索引

## ■さ■

細菌性髄膜炎　69
左心耳閉鎖術　11
サトラリズマブ　118
サリドマイド　135
サルコイドーシス　140
サルコイドニューロパチー　143
シクロホスファミド　84
自己免疫性脳炎　72
視神経鞘開窓術　54
視神経脊髄炎（neuromyelitis optica：NMO）　114
シポニモド　102
ジレニア®　102
シロスタゾール　61
神経 Sweet 病　130
神経サルコイドーシス　140
進行型 MS（secondary progressive MS：SPMS）　110
心房心筋症　8
髄膜炎　64
スタチン　27, 35
線維筋性形成異常症（fibromuscular dysplasia：FMD）　20, 27, 32
潜因性脳梗塞　5
塞栓源不明の脳塞栓症（embolic stroke of undetermined source：ESUS）　5, 14
ソリリス®　117

## ■た■

タイサブリ®　103
大動脈解離　20
大動脈粥腫病変　6
多発性硬化症（multiple sclerosis：MS）　98
多発性囊胞腎　20
ダプソン　134
椎骨動脈解離　20, 25
テクフィデラ®　102
頭蓋外頸動脈解離　22
頭蓋外動脈解離　20
頭蓋内動脈解離　20
頭蓋内内頸動脈解離　23
動脈解離　19, 35
特発性眼窩筋炎　146
トシリズマブ　84, 135, 142
トリプタン　34
トレチノイン（all-trans retinoic acid：ATRA）　131

## ■な■

ナタリズマブ　103
ニカルジピン　41
日本版高出血リスク（high bleeding risk：HBR）評価基準　14
脳アミロイド血管症　58
脳炎　72
脳小血管病　57
脳静脈血栓症　51
脳底動脈解離　26
脳動脈解離　19
脳表ヘモジデリン沈着　59

## ■は■

橋本脳症　136
バリシチニブ　135
バルサバ手技　39
肥厚性硬膜炎　144
フィンゴリモド　102
フマル酸ジメチル　102
プロテイン C/S 欠損症　55
プロポフォール　43
ベーチェット病　131
ベタフェロン®　100
ベラパミル　41, 44

## ■ま■

マルファン症候群　20
ミコフェノール酸モフェチル　84
ミルリノン　44
メーゼント®　102

## ■や■

ユプリズナ®　119
ユルトミリス®　118
ヨウ化カリウム　135

## ■ら■

雷鳴様頭痛　41
ラブリズマブ　118
卵円孔開存　6
リツキシマブ　84, 119
硫酸マグネシウム　43
良性 MS　103
ロメリジン　43

## ■わ■

ワレンベルグ症候群　26

**編著：太田浄文**
**（中津市立中津市民病院 神経内科 部長）**

**略歴**
東京医科歯科大学医学部　平成 16 年卒　医学博士

**資格**
日本内科学会総合内科専門医
日本神経学会専門医
日本脳卒中学会専門医
日本認知症学会専門医

**主な著書・編著書**
『髄液検査データブック』（新興医学出版社・共著）
『神経内科ポケットカード』（新興医学出版社・共著）

**著：石橋　哲**
**（いしばし脳神経内科クリニック　院長）**

**略歴**
群馬大学医学部　平成 8 年卒
東京医科歯科大学大学院　平成 17 年卒　医学博士

**資格**
日本内科学会総合内科専門医
日本神経学会専門医
日本脳卒中学会専門医

---

Ⓒ 2025　　　　　　　　　　第 1 版発行　　2025 年 1 月 10 日

# ガイドラインにないリアル脳神経内科薬物療法をガイドする

|  検　　印 |
| 省　　略 |

（定価はカバーに表示してあります）

編著　　　　　太　田　浄　文
著者　　　　　石　橋　　　哲

発行者　　　　　林　　峰　子
発行所　　株式会社 新興医学出版社
〒113-0033　東京都文京区本郷6丁目26番8号
電話　03（3816）2853　　FAX　03（3816）2895

---

印刷　三報社印刷株式会社　　　ISBN978-4-88002-927-6　　　郵便振替　00120-8-191625

---

- 本書の複製権・翻訳権・上映権・譲渡権・公衆送信権（送信可能化権を含む）は株式会社新興医学出版社が保有します。
- 本書を無断で複製する行為（コピー，スキャン，デジタルデータ化など）は，著作権法上での限られた例外（「私的使用のための複製」など）を除き禁じられています。研究活動，診療を含み業務上使用する目的で上記の行為を行うことは大学，病院，企業などにおける内部的な利用であっても，私的使用には該当せず，違法です。また，私的使用のためであっても，代行業者等の第三者に依頼して上記の行為を行うことは違法となります。
- JCOPY 〈㈳出版者著作権管理機構 委託出版物〉
  本書の無断複製は著作権法上での例外を除き禁じられています。複製される場合は，そのつど事前に，出版者著作権管理機構（電話 03-5244-5088，FAX 03-5244-5089，e-mail：info@jcopy.or.jp）の許諾を得てください。